Vivre mieux sans STRESS

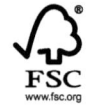

Marie-Christine Martens

Vivre mieux sans STRESS

Techniques et remèdes naturels

Guide pratique

Du même auteur

Juste un mot de toi, Éditions Édilivre, 2014

Une preuve d'innocence, Éditions Édilivre, 2014

Souvenirs perdus, Éditions Chapitre.com, 2014

Un subtil Goût de vengeance, Éditions Chapitre.com, 2014

Intime conviction, Éditions Chapitre.com, 2015

Et si tout était vraiment écrit..., Éditions Chapitre.com, 2016

Passionnément Fantôme, BoD, 2016

Le ballon de l'espoir (Nouvelle), BoD, 2016

À paraître :

Vivre mieux sans insomnie

© *Marie-Christine Martens, 2017*
Crédit photo : Images Pixabay.com
Editeur : BoD-Books on Demand
12/14 rond-point des Champs Elysées
75008 Paris, France
Impression : BoD-Books on Demand, Norderstedt, Allemagne
ISBN : 978-2-3221-3864-7
Dépôt légal : Février 2017

Prenez soin de votre corps, c'est le seul endroit où vous êtes obligé de vivre.

Jim Rohn

Avertissement

Les conseils, informations et recommandations présents dans cet ouvrage ne doivent en aucun cas vous inciter à un autodiagnostic, une automédication, vous dispenser de consulter un médecin ou un professionnel de la santé.

N'interrompez jamais un traitement, ne modifiez pas une prescription sans avis médical, seul un médecin est habilité à délivrer le traitement thérapeutique qui vous sera le plus adéquat.

Ni l'auteur ni l'éditeur ne pourront être tenus pour responsables d'une mauvaise utilisation de remèdes ou de thérapies décrits dans cet ouvrage et délivrés à titre informatif.

Introduction

MÉTRO-BOULOT-DODO.

Une phrase qui illustre bien notre mode de vie actuel.

Pressions au travail, tensions familiales, le stress est partout ! Qui peut se vanter aujourd'hui de ne pas être sujet à ce fléau ? Comment y faire face ? Quelles sont les techniques à privilégier ?

Vous ne souhaitez pas entrer dans le cercle vicieux des anxiolytiques et autres tranquillisants ? Je vous comprends ! Ce ne sont pas les seules alternatives !

En tant que naturopathe, je ne peux que constater un nombre croissant de patients stressés, anxieux, subissant les désagréments psychiques et physiques de cet état au quotidien.

Mon but avec ce guide pratique est de vous présenter des méthodes et remèdes naturels, simples, rapides et efficaces afin de vous permettre de gérer et de surmonter votre stress pour une meilleure qualité de vie.

Cette liste est loin d'être exhaustive et chaque chapitre pourrait faire le sujet d'un ouvrage à lui seul. Avec « Vivre mieux sans STRESS », je ne vais pas m'égarer dans de longues définitions ou des explications scientifiques ; je souhaite juste vous faire partager un maximum de techniques, des trucs et astuces à portée de tout un chacun. De nombreux traitements sont, en effet, aisément mis en place et facilement accessibles, pourquoi vous en priver ?

Attention que naturel ne rime pas pour autant avec inoffensif ; les propriétés thérapeutiques des plantes médicinales peuvent entraîner la guérison, mais utilisées à mauvais escient ou à des doses plus élevées que celles prescrites, elles risquent de provoquer des effets dommageables pour la santé.

Soyez certain d'une chose : vivre constamment en état de stress est loin d'être une fatalité ! Des solutions existent et vous n'êtes pas seul.

Qu'est-ce que le stress ?

STRESS. Un mot qui semble bien à la mode, malheureusement. En effet, nos aïeuls jouissaient d'une vie moins confortable que la nôtre et pourtant, ils étaient bien moins sujets au stress. Ils prenaient plus le temps, appréciant davantage les petits plaisirs de la vie. Nous devons nous défaire de cette mauvaise habitude de vouloir tout immédiatement, dans l'urgence.

À la base, le stress n'est pas néfaste, c'est une réponse physiologique normale, naturelle et saine de l'organisme à une situation épuisante, dangereuse ou angoissante. Notre corps produit alors des hormones spécifiques, afin de conserver son état d'équilibre. Il est positif, il permet de réagir dans une situation particulière.

Plus tard, cette notion de stress a été étendue aux états de perturbation ou d'agression provoqués par la présence d'un danger, d'une menace physique, psychique ou émotionnelle, ou par le besoin d'adaptation à un environnement difficile. L'état de stress provient de l'impression d'être débordé ou de manquer de contrôle face à un événement. C'est lorsqu'il devient chronique qu'il s'avère néfaste, car il procure un sentiment constant d'inquiétude et d'insécurité.

Le stress aigu
Si les symptômes engendrés par les réactions de stress sont intenses au point de nuire temporairement aux occupations normales, on parle de stress aigu. Il apparaît généralement après un bouleversement traumatisant (la mort d'un proche, un accident, une perte financière, etc.) ou à l'approche d'un événement très déstabilisant. Par définition, les malaises aigus sont temporaires ; ils peuvent cependant se répéter à une certaine fréquence.

Le stress chronique

Le stress chronique, quant à lui, est un état permanent. Il touche principalement les personnalités anxieuses de nature, particulièrement sensibles aux agents du stress, mais aussi les personnes confrontées à plusieurs situations stressantes se chevauchant dans le temps, ou à des situations difficiles et persistantes qu'elles n'arrivent pas à modifier ou à fuir (harcèlement au travail ou à l'école, un parent gravement malade, des problèmes de couple, etc.).

Celui qui est atteint de stress chronique n'est pas toujours conscient de son état ou pense parfois, à tort, qu'il n'y a rien à faire. Il peut également souffrir, ponctuellement, de crises de stress aigu, ce qui ne fait qu'amplifier le problème.

Causes, manifestations et phases du stress

LES CAUSES

Les origines du stress sont très diversifiées.

Le stress peut avoir une cause biologique, être dû à un manque de vitamines résultant d'une alimentation insuffisamment variée, à un déséquilibre au moment de périodes clés de la vie comme la puberté, la ménopause, la grossesse…, à une réaction allergique, à un manque d'exercices physiques, etc.

La source peut également être socioculturelle : un changement de notre quotidien ou de notre situation sociale (perte d'un proche, licenciement, divorce …), des pressions au travail, le manque d'écoute…

Des problèmes enfouis dans notre passé peuvent ressurgir de façon inconsciente et provoquer des situations de stress, un manque de confiance ou des peurs injustifiées.

On retrouve quatre caractéristiques communes provoquant une réponse de stress chez tous les individus. Ce sont : **le contrôle** (avoir peu ou pas de contrôle sur une situation), **l'imprévisibilité**, **la nouveauté** et **l'égo menacé** (si quelqu'un doute de nos capacités ou de nos compétences).

Au quotidien, nous sommes constamment confrontés à des situations potentiellement stressantes, exposés aux bruits, au manque d'espace, sollicités par des collègues ou des membres de notre famille. Nous sommes happés par une existence en mouvement perpétuel dans une société où les pressions sont nombreuses. Nous sommes bien loin des schémas bien tracés : études, emploi stable, fiançailles, mariage (pour la vie), enfants…

Nous ne pouvons que nous adapter à un monde qui est dorénavant le nôtre.

LES MANIFESTATIONS DU STRESS

Il est important de pouvoir identifier les signaux d'alarme que notre corps nous envoie avant que le stress chronique ou le burn-out ne s'installe.

Manifestations physiques

Respiration rapide et courte, sueurs, sensation d'oppression, nœud au niveau de la gorge, de la poitrine, du ventre, perte de cheveux, tensions musculaires, maux de cou, de la nuque, du dos, de la tête, de la mâchoire, perte ou prise de poids, problèmes de digestion, tics nerveux, fatigue, insomnies…

Manifestations émotionnelles

Sentiment de solitude, de rejet, tristesse, irritabilité, hypersensibilité, crise de larmes, sautes d'humeur, inquiétudes, angoisses, anxiété, déprime, surexcitation…

Manifestations comportementales

Modification du comportement alimentaire, repli sur soi, isolement, négligence d'un point de vue hygiène ou vestimentaire, abus de médicaments, de drogue ou d'alcool….

Il faut rester à l'écoute des remarques de notre entourage, parfois le premier à constater ces modifications.

Manifestations cognitives

Troubles de la mémoire, du jugement, indécision, manque de concentration, peur, angoisses inexpliquées sont autant de signes d'un stress potentiel.

LES DIFFÉRENTES PHASES DU STRESS

Phase d'alarme

C'est la toute première phase, là où apparaissent déjà diverses manifestations.

Nous connaissons tous les effets ressentis lorsque nous sommes stressés : le pouls qui s'accélère de même que la respiration, sueurs dues à une augmentation de la température corporelle, sens en éveil, bouche sèche, nœud à la gorge ou à l'estomac...

Ces réactions sont induites par la production d'hormones dont la fonction est de préparer le corps à une action rapide.

« J'ai une poussée d'adrénaline ! »

Cette phrase, vous l'avez déjà entendue et même utilisée.

Lorsque notre système nerveux est soumis à une agression extérieure, un stress, cela déclenche une réaction hormonale, entre autres de l'adrénaline.

Phase de résistance

Cette seconde étape va faire en sorte de préserver l'organisme de l'épuisement en tâchant de compenser les pertes énergétiques occasionnées lors de la précédente phase. Si les facteurs stressants perdurent, elle va permettre d'agir pour éviter le danger ou lui faire face, choisir entre la fuite ou le combat dans le but de rétablir l'équilibre.

Phase d'épuisement

L'organisme est trop sollicité et débordé, car l'agression se prolonge et s'amplifie ; il n'est plus apte à faire face, ses ressources s'épuisent. C'est à ce moment que peuvent apparaitre certaines pathologies.

Effets sur la santé

Le stress nous empoisonne l'existence dans tous les sens du terme. Non seulement, il nous gâche la vie, mais il rend réellement malade. Bon nombre de consultations médicales sont liées au stress, de même qu'un pourcentage important d'accidents du travail et de suicides.

L'adrénaline et le cortisol, deux hormones que nous produisons lorsque nous sommes soumis au stress, déclenchent des réactions de nos organes qui sont parfois lourdes de conséquences. Les risques sont réels !

Angine de poitrine, hypertension, arythmie, tachycardie, crise cardiaque, accidents vasculaires cérébraux, hyperventilation, syncopes, nausées, crampes d'estomac, troubles respiratoires, diminution de l'efficacité des reins dans l'élimination des déchets, système immunitaire affaibli, diminution de la libido, cholestérol, dérèglement du système nerveux entraînant des crises d'anxiété et d'angoisse, dépression, insomnie, maux de tête, cauchemars, tensions musculaire, surmenage, burn-out…, autant de troubles recensés. Et la liste n'est pas finie !

Ne soigner que ces affections serait insuffisant, notre corps est un tout, où le psychique et le physique sont étroitement liés. En effet, de nombreuses maladies découlent de l'état psychique. Il est donc important de gérer le stress et de trouver des solutions efficaces et durables afin de nous assurer une bonne santé physique et mentale et donc une meilleure qualité de vie.

Quand et qui consulter ?

S'il est normal d'être stressé, anxieux dans certaines circonstances, il arrive un moment où cet état devient pénible, voire insupportable. Lorsque l'on souffre trop et trop souvent, que l'on ne comprend plus ce qui se passe, que l'on ne sait pas quoi faire pour aller mieux ou que les symptômes deviennent gênants dans la vie quotidienne, il est plus que temps de consulter.

Il ne faut pas attendre de se sentir acculé avant de demander de l'aide, au contraire, le plus tôt est le mieux, les troubles anxieux et le stress se soignent plus facilement s'ils n'ont pas eu le temps de s'aggraver et de se compliquer d'autres troubles. Un mal ancré depuis plusieurs années sera toujours plus difficile à soulager.

Il existe des spécialistes à divers degrés de stress. On ne consultera pas la même personne, si l'on souffre déjà de symptômes importants ou si l'on souhaite apprendre à se relaxer pour éviter d'être trop stressé.

- **Le médecin traitant** : lorsque les symptômes sont déjà présents et persistants (fatigue physique et nerveuse, dépression, maux d'estomac, maux de tête réguliers...), il ne faut pas hésiter à consulter son médecin. Suivant la gravité, ou en cas de dépression par exemple, il sera peut-être utile d'entamer une psychanalyse ou de se faire aider par un psychothérapeute.
- **Le naturopathe, l'aromathérapeute, le réflexologue, le sophrologue, le relaxologue, le thérapeute en énergétique, le psychothérapeute...** : ils vous aideront à améliorer votre hygiène de vie, vous conseilleront des changements à apporter au niveau de l'alimentation, de l'activité physique, du sommeil..., vous proposeront des

remèdes naturels pour une meilleure détente, des exercices afin de travailler sur le corps et l'esprit…
- **Le coach de vie** et **formateur** : leur rôle est d'amener leur client à surmonter les obstacles qui l'empêchent d'améliorer sa vie et l'amener à se bâtir une existence plus satisfaisante. Ils fournissent des outils pour aider au développement personnel, à la communication, à la gestion du temps ou l'organisation au quotidien.

Identifier la source de son stress

Dans un premier temps, il est utile d'identifier la cause du stress. Pour pouvoir se battre, il faut connaître son ennemi ! Une situation stressante pour vous ne l'est pas forcément pour votre voisin ; elle est très personnelle.

Faisons ce petit test

Prenez un morceau de papier et de quoi noter.
Réfléchissez un instant aux causes possibles de votre stress.

- Avez-vous récemment vécu un changement de situation sociale ou dans votre quotidien (perte d'un proche, autre emploi, mariage…) ?
- Êtes-vous obligé de modifier votre comportement afin de vous conformer à un groupe ou au sein de votre travail ?
- Subissez-vous des pressions de la part de vos collègues ?
- Êtes-vous au chômage ?
- Vous tracassez-vous beaucoup pour vos enfants, parents, conjoint ?
- Etc.

- D'où vient votre mal-être ?
- Comment se manifeste-t-il ?
- Quel est son impact sur votre quotidien ?
- Comment est-il apparu ?
- Depuis quand ?

Rédigez à présent une liste de ce qui vous préoccupe par ordre de priorité en commençant par le problème qui vous angoisse le plus, tout en essayant d'y apporter une solution. Si vous n'en trouvez pas dans l'immédiat, pas de panique, chaque chose en son temps.

Faites de même avec tous les points de votre liste, mais en ne prenant qu'un élément à la fois afin de ne pas vous sentir débordé.

Parfois, le simple fait d'identifier la source du problème permet déjà de l'éliminer en partie.

Techniques et remèdes naturels contre le stress

1. EXPRIMER SON STRESS

S'il est important d'identifier son stress, il l'est tout autant de pouvoir l'exprimer.

Cette démarche n'est pas des plus aisées. Nous faisons naturellement preuve d'une certaine pudeur ; nous éprouvons de la crainte d'importuner l'autre ou de le décevoir ; nous sommes gênés de reconnaître nos faiblesses… Autant de raisons qui peuvent devenir un blocage à l'expression de notre ressenti profond, alors que le simple fait de pouvoir partager son trouble avec quelqu'un permet de prendre une certaine distance, de relativiser, de diminuer et parfois même de faire disparaître les tensions. Expliquer à quelqu'un notre situation de façon claire et cohérente permet en outre de voir les choses différemment et de trouver déjà des pistes de solution.

Parler est la première chose à faire, que ce soit à un membre de votre famille, votre conjoint, un parent, un ami, un camarade de classe, à quelqu'un qui saura écouter calmement en sachant que personne n'est à l'abri d'un coup de blues ou d'une crise de panique. Ce sont des phénomènes tout à fait normaux !

Si vous considérez que vos proches sont trop impliqués ou que vous craignez de les faire souffrir, alors il est peut-être plus judicieux de faire appel à un thérapeute, à un psychologue ou toute autre personne formée à l'écoute. Il est souvent plus facile de se confier sans craindre d'être jugé à quelqu'un d'objectif.

Et même si les réseaux sociaux sont souvent critiqués, des amis virtuels sont parfois plus que de simples contacts, et nombreux sont les forums et groupes d'entraide. Il faut bien sûr faire preuve de prudence et ne jamais perdre de vue que ces interlocuteurs ne sont pas forcément bien intentionnés, sans pour autant tomber dans la paranoïa. Une situation stressante, si elle l'est pour vous, l'est forcément aussi pour d'autres. Certains ont trouvé des solutions et peuvent vous conseiller afin que vous puissiez, vous aussi, faire face.

Sachez également que certaines permanences téléphoniques existent pour aider le stressé à s'exprimer en moment de crise. Par exemple, télé-accueil en Belgique (Numéro unique : 107), accessible 24 heures sur 24 tous les jours de l'année, qui propose un espace de parole et d'écoute à toute personne qui vit une situation de crise ou une difficulté sur le plan moral, social ou psychologique.

Communiquer son mal-être peut se faire sous d'autres formes. **L'écriture** est une alternative ; coucher des mots sur le papier ou sur un écran est aussi une manière de faire.

Le journal personnel

Le journal personnel n'a plus forcément le vent en poupe et pourtant, il peut s'avérer d'une réelle utilité.

Tenir un journal évite de réagir de façon trop impulsive, sous le coup de l'émotion. Il permet de réfléchir avec un peu de recul et de rassembler ses idées pour les analyser plus tard à tête reposée.

Choisissez un moment propice. Écrivez ce qui vous est arrivé au cours de la journée en mentionnant la date, vos émotions, vos impressions du moment, tout ce qui vous passe par la tête, que ce soit des événements tristes ou joyeux.

Répondez soigneusement à ces questions :

- Quand ?
- Avec qui ? Quelles personnes sont impliquées ?
- Activité ? Pour quelle occasion ? Au cours de quel événement ?
- Pourquoi était-ce mal vécu ?
- Quelles sont les conséquences ?
- En quoi est-ce important pour moi ?
- Pourquoi était ce bien vécu ?
- Quelles sont les conséquences ?
- En quoi est-ce important pour moi ?

Exemple :

Mardi 15 décembre, Henry est convoqué dans le bureau de son supérieur en fin de matinée. Durant plusieurs heures, il passe en revue les reproches que celui-ci pourrait lui faire. Il est anxieux et vit très mal cette attente.
Au final, il se voit confier un nouveau dossier.

Le soir, Henry se remémore le déroulement de sa journée, combien il se sentait stressé (pour rien), mais cela, il l'ignorait. Il exprime ses craintes, ses doutes, mais aussi sa joie et sa fierté d'avoir été choisi.

Voici comment il pourrait inscrire clairement sous forme détaillée ses impressions :

.

- *Quand ? 15/12*
- *Personne impliquée : mon supérieur*
- *Activité : travail.*

- *Pourquoi était-ce mal vécu ? Mon patron est quelqu'un d'assez intransigeant, j'avais peur de ses remarques parfois désobligeantes.*
- *Conséquences : J'avais des doutes concernant mes compétences.*
- *En quoi est-ce important pour moi ? Je me sentais dévalorisé. J'ai le souci de la perfection, je veux que tout soit toujours parfait !*
- *Pourquoi était-ce bien vécu ? En fait, mon boss me fait confiance et apprécie mon travail à sa juste valeur.*
- *L'importance pour moi : J'en éprouve une grande fierté et de la satisfaction personnelle.*

Non seulement Henry a défini les raisons de son stress, mais a également pris conscience de ses exigences personnelles. Ne place-t-il pas constamment la barre un peu trop haut, ce qui lui provoque des périodes d'anxiété ? S'il a stressé durant plusieurs heures, il doit bien reconnaître qu'au final, non seulement c'était inutile, mais en plus, il retire une grande satisfaction en réalisant la reconnaissance de ses compétences par son supérieur.

Se poser ces questions lui a permis d'identifier de façon claire les causes de son stress, les raisons profondes de son trouble. Cela l'a conduit aussi à percevoir les côtés positifs d'un événement à la base négatif et dérangeant.

Il faut tâcher de rédiger quotidiennement quelques phrases. Il n'est pas grave de passer un jour ou deux, il est toutefois préférable d'écrire en respectant un certain rythme, et ce même si vous n'avez rien de spécial à raconter, afin de ne pas perdre cette nouvelle habitude.

Suivant votre inspiration ou vos besoins, que ce soit dans un carnet ou un texte tapé sur votre clavier, vous pouvez à votre guise faire preuve de créativité, ajouter des photos ou des dessins. Ce ne doit pas être une contrainte, au contraire prenez plaisir de ce rendez-vous journalier.

N'hésitez pas à revenir sur vos notes ; elles sont plus riches en informations que vous ne pouvez le penser. Non seulement, vous verrez les choses différemment, mais vous pourrez analyser pourquoi certains jours sont « avec » et d'autres « sans ». Pour quelles raisons à certaines dates étiez-vous euphorique ? N'est-il pas possible de faire en sorte qu'il y ait plus de jours magnifiques que de jours « sans » ?

Certaines personnes sont plus à l'aise avec le **dessin** et surtout les plus petits.

Le traditionnel dessin qui « permet de faire sortir de soi ce qui agace » peut aussi être aisément utilisé avec les enfants.

Dessine cette situation. Comment te sens-tu ? Que fais-tu ? À quoi penses-tu ?

Autant de questions à poser à un enfant stressé ou à soi-même afin de livrer ses angoisses. La réponse picturale sera peut-être moins explicite que des mots, mais malgré tout une manière d'extérioriser et de désamorcer des problèmes.

Pour un enfant, exprimer son stress est parfois encore plus compliqué que pour un adulte, et pourtant les enfants aussi sont stressés, et à tout âge !

Comment aider un enfant à gérer son stress ? Exercice à partir de 6 ou 7 ans.

- Demandez à l'enfant de décrire la situation qui le stresse, qui le met mal à l'aise, d'expliquer comment cela se passe, ce qu'il ressent, à quoi il pense quand il est dans cette situation, etc.

- Proposez-lui de s'asseoir, de fermer les yeux et d'écouter les sons autour de lui comme s'il s'agissait d'une musique afin qu'il ne finisse plus qu'à entendre un ensemble et non une succession de bruits.
- Quand il entend bien tous les sons, demandez-lui tout en continuant d'écouter, de ressentir son corps, ses points d'appui sur son siège, ses pieds sur le sol...
5 minutes suffisent pour cette petite mise en place
- Maintenant, suggérez-lui à nouveau de reparler de ce qui provoque son stress. Il devrait avoir plus de mal à décrire la scène en question, car il a pris de la distance par rapport à cet événement. Comment ressent-il cette situation à présent, qu'en pense-t-il ?
- Pour terminer, posez-lui ces questions : « La situation a-t-elle changé ? » Non, bien sûr ! « Qu'est-ce qui a changé dans ce cas ? »

Non seulement l'enfant peut exprimer ainsi les tensions qui le tenaillent, mais il prend aussi conscience que c'est son regard à lui qui est différent et donc qu'il a le pouvoir de changer lui-même sa vision des choses.

2. ATTITUDE

Avoir une bonne image de soi, une attitude positive face à la vie est un excellent antistress.

Si vous manquez de confiance en vous ou d'estime de vous-même, faites une liste de toutes vos qualités en réfléchissant à ce que vous avez déjà accompli avec succès au cours de votre existence.

Pensez positif ! Soyez déterminé et ne revoyez pas vos objectifs à la baisse. Si vous le voulez vraiment, si vous y croyez, votre cerveau vous donnera toutes les ressources nécessaires pour y arriver.

L'autosuggestion positive donne des résultats remarquables tant au niveau des troubles psychiques que physiques. Un malade qui laisse tomber les bras à moins de chance de s'en sortir rapidement que celui qui se bat. La conviction que la guérison est proche opère de façon positive sur le cerveau, ce qui explique d'ailleurs l'effet placebo. Par contre, les pensées et les émotions non maîtrisées génèrent de l'anxiété, des insomnies, des ulcères, des prises de poids, des problèmes dermatologiques…

La méthode Coué consiste à se répéter chaque matin et soir, à haute voix, sans se concentrer, la formule suivante : « **Tous les jours, à tout point de vue, je vais de mieux en mieux.** »

Cette technique est absurde et inutile vous diront certains, et pourtant, cette méthode simple et efficace a fait le tour du monde et de nombreuses théories du vingtième siècle s'en sont inspirées.

Elle est due à un pharmacien, Émile Coué, qui passionné par la suggestion vérifiait quotidiennement l'efficacité des paroles rassurantes qu'il proférait aux malades.

Une autre attitude à adopter, est de **pouvoir dire NON !**

Étrange n'est-ce pas ? Non, pas vraiment…

Combien de fois vous êtes-vous senti dépassé, stressé par toutes vos obligations ou le surcroît de travail, juste parce que vous n'avez pas pu refuser une demande ou une proposition ?

Dire non n'est pas toujours facile, mais cela s'apprend. Il n'y a pas de secret ; il faut s'entraîner.

3. GÉRER SON TEMPS

Une des grandes causes du stress est le manque de temps. Apprendre à le gérer est un atout important.

Voici quelques règles pour y arriver :

- Établissez un planning du jour, qui sera réalisable. Ne pas se surestimer, une journée ne comprend que 24 heures !
- Faites le plus difficile en premier. Henry Laborit, chirurgien et neurobiologiste réputé, a établi après de nombreuses recherches, que l'homme possède un programme biologique de survie lui faisant chercher en premier le plaisir tout en fuyant le stress.
- Distinguez l'urgent de l'important.
- Remettez au lendemain ce que vous n'avez pas pu faire le jour même, sans pour autant reporter sans raison.
- Abordez les tâches désagréables comme des défis et offrez-vous une récompense lorsque vous réussissez.
- Gardez du temps pour l'imprévu. Imprévu qui est également une source de stress.
- Accordez-vous des pauses. Au-delà d'une certaine durée, nous devenons moins productifs.

4. DÉCOMPRESSER

Il est important de se délasser et de reposer son esprit. Être constamment sous pression n'est pas une situation des plus confortables !

Prenez de petites pauses durant la journée, ce ne seront pas des minutes perdues, au contraire elles vous permettront d'être plus concentré à la tâche par la suite, donc plus efficace et productif.

Après une journée de travail, n'hésitez pas à adopter une autre tenue plus relax (elle vous aidera à vous détendre) avant d'aller promener votre chien ou de vous adonner à un peu de jardinage. Ces activités relaxantes permettent de marquer une rupture avec les soucis du quotidien.

L'**activité sportive** est également un excellent moyen de décompresser.

La pratique sportive ne doit pas être une contrainte. Le maître-mot est ici aussi plaisir. Même si vous n'êtes pas sportif dans l'âme, il y a certainement l'une ou l'autre activité qui vous séduira. Les possibilités sont multiples, en groupe, en salle…, si vous préférez être seul, vous pouvez choisir la marche, le vélo, la natation, le golf…

Non seulement le sport renforce le système cardio-vasculaire, mais il contribue à équilibrer notre poids et intervient au niveau de notre bien-être en général. Il permet également de combattre le vieillissement et la fonte musculaire de la seconde moitié de vie. Il est prouvé aujourd'hui que des exercices réguliers permettent par la production d'hormones d'influencer l'humeur. Si vous vous sentez fatigué ou en manque d'énergie pour vous lancer dans une activité physique, sachez qu'elle pourra vous aider à retrouver la forme et beaucoup de tonus. Moins on dépense d'énergie, moins on en produit. C'est un cercle vicieux, moins on bouge, moins on a envie de bouger !

Et pourquoi pas un petit **massage** ?

Le massage est reconnu scientifiquement, après des études cliniques, comme favorisant la réduction du stress, la prévention des maladies et l'amélioration de l'état de santé. Ses bienfaits sont multiples et sur tous les plans : physique, psychologique, émotionnel, énergétique et spirituel.

Entre autres, il soulage la douleur, apaise et calme, contribue à un meilleur sommeil, augmente la capacité respiratoire, améliore la circulation sanguine et lymphatique, a une action anxiolytique (lors d'un vrai massage suédois ou californien), entraîne une plus grande circulation de l'énergie, éveille les sens au toucher, permet d'accroître la conscience de ses émotions, d'augmenter l'estime de soi, contribue à l'ouverture d'esprit et à la résistance au stress.

Prenez des **vacances** si vous le pouvez, si ce n'est pas possible, accordez-vous régulièrement de petits week-ends ou des moments rien que pour vous afin de vous changer les idées.

5. HYGIÈNE DE VIE

Un organisme affaibli sera moins résistant au stress, c'est un fait. Dans un premier temps, il est nécessaire de restaurer, si besoin, une véritable hygiène de vie.

Sans entrer dans les détails, voici quelques règles importantes à respecter :

- L'abus et l'excès nuisent en tout !
- Évitez tabac et drogue.
- Le thé et le café sont à consommer avec modération, ils désaltèrent, mais n'hydratent pas. Voire même déshydratent dans certains cas !
- Mangez de façon équilibrée.
- Privilégiez les légumes et fruits biologiques, de saison, cueillis à maturité, de la région.
- Mangez dans le calme, lentement en mâchant vos aliments 15 fois chaque bouchée avant d'avaler.
- Buvez au moins 1,5 l d'eau par jour.
- Limitez l'utilisation de téléphone portable, ordinateur, télévision…
- Ménagez votre sommeil en vous couchant tôt.
- Faites du sport et des activités physiques.

6. ALIMENTATION

Comme je vous l'ai déjà signalé, les causes du stress peuvent être biologiques. Une carence induite par une alimentation peu ou pas équilibrée peut en être la cause, d'où l'importance de l'améliorer, ce qui permettra non seulement une meilleure résistance au stress, mais aussi à la fatigue.

Prenez votre temps !

Tout d'abord, il faut prendre son temps.

Tout faire à la hâte, courir constamment, des maux propres à notre époque. Prenez le temps de vous installer à table, d'ingérer de plus petites bouchées, de bien mastiquer. Cela ne vous prendra que quelques minutes de plus, mais elles vous seront extrêmement bénéfiques. Appréciez votre repas, dégustez ce que vous mangez. Prenez du plaisir. Focalisez-vous sur chaque bouchée, observez votre plat. Détaillez-le. Quelle est sa couleur, sa texture, son odeur,… Quelle sensation vous procure-t-il ? Concentrez-vous sur le goût. Pendant ce temps, votre mental est au repos, car vous ne pensez pas à autre chose. C'est une excellente manière de chasser son stress.

Manger lentement, c'est déjà instaurer un nouveau style de vie.

Aliments à privilégier

Il est nécessaire d'adopter une alimentation variée et là encore, quitte à me répéter, se faire plaisir ! Consommer des aliments que l'on aime provoque une sécrétion d'opiacée endogène ce qui se traduit par une sensation de bien-être, voire d'euphorie. Les goûts de chacun étant différents, nous avons tous nos propres aliments antistress. On peut manger de tout, mais avec modération.

Les régimes sont stressants et le stress fait manger plus. C'est un cercle vicieux !

Le calcium, le magnésium et les vitamines du complexe B interviennent de façon importante dans l'équilibre chimique du cerveau. Les carences en vitamines B1, B5, B6, B9 et B12 sont reconnues comme des facteurs de dépression, de fatigue et d'anémie. Les vitamines A et E qui sont anti-oxydantes, sont aussi importantes dans la prévention du stress. La vitamine D est très utile pour le système nerveux, elle assure relaxation et détente. Or, nous sommes nombreux à manquer d'un ou plusieurs de ces éléments. À nous d'adopter une alimentation répondant à nos besoins.

Les fruits et légumes

Les fruits et les légumes représentent une des meilleures sources de vitamines et minéraux. Frais (pour conserver au maximum les vitamines), de préférence bio, de proximité et de saison, sans oublier les fruits secs et les légumineuses. Faites la part belle aux potages, crudités, salades, smoothies, jus, compotes... Les recettes sont variables à l'infini pour un feu d'artifice de couleurs, de saveurs, de vitamines et de minéraux.

La vitamine C est souvent considérée comme la reine des vitamines, car essentielle à des centaines de processus dans l'organisme. Elle a un effet antistress indéniable, elle est très active en cas de dépression et pour lutter contre l'anxiété.

Ce sont les fruits et les légumes colorés et crus (la vitamine C est détruite en grande partie par la cuisson) qui contiennent le plus de cette vitamine: poivron rouge, orange, citron, pamplemousse, cantaloup, framboise, fraise, brocoli, tomate, etc.

Généralement, la consommation d'au moins 5 portions de fruits et de légumes frais permet de combler largement les apports nutritionnels recommandés en vitamine C.

Les oléagineux

Les noix de cajou, les amandes, les noix de macadamia, les noisettes, les noix pécan, du Brésil,… sont riches en vitamines, en fer, en fibres et surtout constituent une grande source de magnésium. Leur consommation régulière permet de réguler le stress. À noter que le chocolat (de préférence noir) est également une bonne source de magnésium. Alors, pourquoi s'en priver !

Les poissons gras

Le saumon, la sardine, le hareng, le maquereau, le thon, l'anguille, l'anchois, le flétan… sont riches en oméga-3. Ces acides gras aident à entretenir un bon équilibre nerveux.

Les poissons gras sont également source de vitamines A et D.

Pour les mêmes raisons, ajoutez un filet d'huile de colza, de lin ou de noix, vierge, extra-vierge ou de première pression à froid, à vos salades ou à vos plats en fin de cuisson.

La volaille, la viande blanche, les abats et les crustacés

Ils contribuent à un apport en vitamines B et sont à préférer aux viandes rouges et aux charcuteries.

On trouve également des vitamines B dans les germes de blé, la levure de bière et les céréales complètes.

Les graines germées

Délicieuses et grandes sources de vitamines, tout comme les **algues**. Ce sont des aliments vivants, gorgés de vitamines notamment la vitamine D et de nutriments dont le fer, le calcium et le magnésium. On connaît la luzerne ou l'alfafa, les poireaux, le chou rouge, le blé, le radis, mais beaucoup d'autres peuvent être consommées germées, comme les pois chiches, le fenugrec, les haricots rouges, le soja, le seigle, les lentilles…

Remarque : Les graines des solanacées (tomates, aubergines, pommes-de-terre) ne sont pas comestibles, elles sont même toxiques.

Les herbes aromatiques

Elles ne sont pas à négliger. Non seulement, elles viendront égayer vos plats, mais vous profiterez ainsi de leurs bienfaits. Elles peuvent être consommées en salade, vinaigrette, soupe, plats cuisinés…

Elles possèdent des vertus thérapeutiques intéressantes. Le persil et le cerfeuil sont riches en vitamines C. La sauge combat les coups de cafard. Le romarin remonte le moral des déprimés. Source de Béta-carotène, de vitamine K, de calcium, de magnésium, de fer, de manganèse, de vitamine C et de potassium, le basilic est aussi un antispasmodique puissant. La citronnelle et les feuilles de laurier ont un effet calmant. Elles sont bien sûr très utilisées en infusion, tisane et décoction.

Il est préférable de les cultiver soi-même, au jardin ou même sur les balcons. Vous aurez ainsi l'assurance qu'elles n'ont pas été traitées ni forcées.

Les épices

Les épices ne doivent pas non plus être oubliées. La coriandre, le piment, le piment de Cayenne et le poivre noir peuvent aider à bannir la dépression. La noix de muscade et le safran ont un effet calmant.

7. RESPIRATION

Une des premières manifestations de l'anxiété est une modification de la fréquence respiratoire, ce qui a pour conséquence une aggravation de la situation. D'où l'importance de bien respirer. Mieux respirer pour mieux vivre !

Respirer, quoi de plus simple ! Nous le faisons tous me direz-vous. Et pourtant, nous le faisons presque tous mal dans notre société occidentale. Souvent courte, saccadée, limitée au haut du corps, elle ne permet pas un bon renouvellement de l'air vicié. Nous devons respirer plus amplement en impliquant davantage le ventre pour faire descendre l'air bien plus bas dans nos poumons.

On ne peut être bien dans son corps si l'on respire mal !

Là aussi, il faut prendre son temps, respirer sans rien faire d'autre, en suivant mentalement le trajet de l'air des narines jusqu'aux poumons et son trajet inverse.

Faisons quelques petits tests

Test 1
- Allongez-vous.
- Posez les mains à plat sur votre ventre et inspirez.

Sentez-vous vos mains se soulever ?
Oui ?
Parfait.
Si au contraire lors de l'inspiration vous rentrez le ventre et inversement le sortez en expirant, vous pratiquez ce que l'on appelle la respiration inversée.

La respiration inversée est source de pas mal de problèmes. Les conséquences néfastes sont nombreuses : la respiration est limitée, le plexus solaire devient douloureux induisant une sensation d'oppression, impression de boule dans la gorge, contractures musculaires du dos, sous les côtes au niveau des attaches des muscles, émotivité, difficultés d'endormissement, réveils nocturnes avec sensation de malaise ou de crampes.

Il s'agit juste d'une mauvaise habitude dont il n'est pas difficile de se débarrasser.

Test 2
- Asseyez-vous dans un endroit calme, le dos doit rester droit.
- Concentrez-vous sur votre respiration.
- Posez une main sur votre abdomen à peu près au niveau du nombril et l'autre sur votre thorax.
- Respirez normalement.

Quelle main se soulève en premier lors de l'inspiration ?

Souvent, c'est celle posée sur le thorax qui bouge en premier alors que l'autre se soulève à peine.

Votre respiration est dite **thoracique**.

En opposition, lors de la **respiration abdominale**, c'est la main posée sur le ventre qui se soulève le plus.

La respiration abdominale

Cette technique de respiration apporte bien-être et détente.

Je vous propose un exercice. Il est simple et compliqué à la fois, mais après quelques essais, vous y arriverez sans souci. Il est possible que vous éprouviez un sentiment d'inconfort au départ, mais cette manière de respirer est tout à fait naturelle et le corps s'y ajustera.

- Allongez-vous confortablement en prenant conscience de vos points d'appui (arrière du crâne, épaules, dos, fesses, talons…).
- Posez une main sur votre abdomen et l'autre sur votre poitrine afin de bien sentir leurs mouvements et d'ajuster votre respiration.
- Inspirez lentement par le nez et expirez doucement par la bouche. Laissez-vous habiter par une image relaxante.
- Inspirez en gonflant votre abdomen et non le haut du thorax en abaissant le diaphragme.
- Inspirez lentement et profondément.
- Expirez, le diaphragme remonte vers la poitrine afin de vider les poumons de l'air résiduel qui s'y trouve et l'abdomen se creuse en expirant.
- Relaxez-vous !
- Détendez les muscles du visage, des épaules et de l'abdomen.

Répétez cet exercice tous les jours.

Après avoir pratiqué cette forme de respiration pendant quelques minutes, levez-vous lentement, autrement vous pourriez vous sentir étourdi. Ce phénomène est simplement dû à l'augmentation d'oxygène.

Peu à peu, augmentez le temps consacré à vos séances de respiration jusqu'à 10 minutes sans vous sentir grisé ou privé partiellement d'oxygène.

Amplifiez votre respiration

- Allongez-vous dans un endroit calme et confortable.
- Détendez-vous avant d'entamer cet exercice respiratoire. Fermez-les yeux. Laissez-vous envahir par cette douce atmosphère.
- Inspirez lentement par le nez en faisant gonfler votre ventre. Expirez en soufflant l'air par la bouche.
- À présent, vous allez inspirer et compter lentement jusqu'à 4.
- Expirez en comptant sur le même rythme jusqu'à 8.
  Cela parait difficile au début, ne forcez pas, petit à petit vous y arriverez très bien.

Cette respiration est très naturelle, idéale et apaisante. Faites cet exercice régulièrement, plusieurs fois par jour, couché, assis ou debout. Votre organisme l'adoptera de lui-même et vous respirerez de cette façon automatiquement pour un meilleur bien-être.

8. RELAXATION

La relaxation n'est pas un remède miracle, mais un moyen efficace d'évacuer les tensions. Elle permet de faire le vide mental, un état où plus aucune pensée parasite ne vient troubler le psychisme. C'est le lâcher prise.

Une bonne respiration est essentielle à la relaxation, d'où l'importance du chapitre précédant avant d'aborder ce thème.

Il existe de nombreuses techniques de relaxation enseignées individuellement ou en groupe : musicothérapie, Reiki, yoga, hypnose, sophrologie... N'hésitez pas à vous adresser à des professionnels pour acquérir les bonnes bases.

Je vous propose ici quelques petits exercices afin de vous permettre de vous relaxer tout simplement, de vous décharger de vos pensées négatives ainsi que d'éliminer certaines raideurs et douleurs induites par le stress.

Le relâchement musculaire

Même si l'esprit est responsable des tensions dans le corps, la décontraction des groupes musculaires induit une décontraction psychique. Il y a correspondance entre l'état du corps et l'état de l'esprit. Moins on est mentalement relaxé, plus on est physiquement contracté.

L'exercice de **décontraction musculaire progressive** accompagnée de la concentration, que je vous propose, a pour but de vous aider à abaisser le tonus des muscles au repos en scannant mentalement votre corps, muscle par muscle (ou par groupes musculaires) tout en prenant conscience des points de tension, lorsqu'il y en a.

Cet exercice s'effectue en position assise ou couchée.

- Cherchez à décontracter progressivement chaque partie du corps en vous concentrant sur une seule à la fois tout en prenant conscience de la tension à laquelle elle est sujette.
- Détendez cette région crispée en relâchant les muscles.
- Mentalement, passez de zone en zone en partant du front, en passant par les yeux, les joues, les mâchoires, la nuque, les épaules et ainsi de suite jusqu'aux pieds.
- Une fois que vous vous êtes bien attardé sur chaque partie du corps, prenez en compte l'ensemble et laissez-vous envahir par cette détente, ce relâchement général.

La visualisation créative

La visualisation créative est une technique mentale apparentée à l'autohypnose, qui permet d'évoquer à l'esprit une scène, une situation, un son, un objet, une émotion ou une sensation orientés vers un but à atteindre.

La visualisation créative se déroule entièrement à l'intérieur de votre cerveau. L'image autosuggérée s'imprime dans l'inconscient et est acceptée comme si elle était tangible.

En pratiquant régulièrement cette technique et grâce à la volonté, les images intérieures créées pourront déclencher sensiblement les mêmes effets que le ferait l'expérience réellement vécue.

- Allongez-vous dans un endroit calme, faiblement éclairé, les bras le long du corps, paumes tournées vers le haut.
- Respirez profondément et lentement durant 3 minutes afin de vous relâcher.
- Fermez les yeux et imaginez un paysage qui vous tient particulièrement à cœur, un endroit que vous rêvez de visiter, le lieu de vos dernières ou prochaines va-

cances, une île paradisiaque... Pendant au moins 5 minutes, explorez-le en utilisant tous vos sens. Écoutez les oiseaux chanter, le bruit des vagues. Laissez filer le sable entre vos doigts. Humez les fleurs, l'air marin...
- Laissez-vous emporter par toutes ces perceptions dans un autre monde.

Relaxation rapide : Exercice de la douche

Se relaxer prend un minimum de temps que nous ne possédons pas toujours, et une certaine mise en place. En situation « d'urgence », il est bon de pouvoir malgré tout atteindre rapidement un certain état de relaxation.

- Mettez-vous en position assise dans un endroit calme.
- Prenez conscience de vos appuis.
- Fermez les yeux, suivez mentalement le trajet de l'air inspiré puis expiré.
- Imaginez ensuite que vous êtes sous la douche. L'eau chaude vous aide à relaxer tous vos muscles depuis votre crâne jusqu'à vos pieds.
- Laissez-vous envahir par cette délicieuse sensation.

Relaxation totale

Cet exercice est un peu long, mais ô combien bénéfique ! Il est notamment utilisé en sophrologie.

Choisissez un endroit calme où vous ne serez pas dérangé. Éteignez votre portable. Diffusez une musique douce (sans parole) ou mieux encore une musique d'ambiance de forêt tropicale, montagne, océan... suivant vos préférences. Placez quelques gouttes d'huile essentielle relaxante (voir chapitre 16) dans un diffuseur. Tamisez la lumière pour instaurer une atmosphère apaisante.

- Allongez-vous et respirez calmement.
- Fermez les yeux. Détendez-vous.

- Prenez conscience de vos vêtements sur votre corps et de vos points d'appui.
- Tour à tour, vous allez visualiser les différentes parties de votre corps et les détendre, en partant du sommet du crâne vers vos pieds. Concentrez-vous sur votre tête, votre front… Vos paupières sont lourdes. Desserrez les dents et laissez votre langue se reposer librement dans votre bouche (important pour décrisper votre mâchoire !) Relâchez votre cou, vos épaules se laissent aller, vos bras deviennent tout mous. Votre cœur bat calmement, mais fermement. Sentez votre ventre se soulever au rythme calme de votre respiration. Décontractez vos abdominaux, vos reins, votre dos. Vos hanches se relâchent, de même que vos muscles fessiers, vos cuisses, vos mollets, vos pieds.
Visualisez bien mentalement chaque partie de votre corps.
Vous êtes à présent détendu, prêt à travailler avec votre conscience.
- Inspirez profondément. Bloquez votre respiration en contractant vos muscles. Restez aussi longtemps que vous le pouvez.
- Expirez en soufflant l'air de votre bouche, très loin.
- Reprenez une respiration normale.

Contracter vos muscles correspond symboliquement à votre capacité à faire face au stress. Souffler l'air, à celle de vous libérer.

- Pensez à une situation particulièrement stressante, et recommencez l'exercice en soufflant l'air très loin comme pour l'éloigner au maximum de vous.
- Respirez normalement.

En tant que personne stressée, vous souffrez très certainement de douleurs physiques diverses : nuque douloureuse, muscles tendus, maux d'estomac... Localisez ces zones.

- Refaites l'exercice précédent, mais en contractant légèrement, afin de rassembler ce qui vous gêne, uniquement l'endroit particulièrement douloureux en cas de stress.
- En expirant, avec votre souffle, projetez cette douleur hors de vous.
- Recommencez.
- Dernière étape, très importante, visualisez une situation qui vous inspire de la joie, du bonheur, un sentiment de détente : une personne, un endroit, un objet, un animal...
- Respirez calmement. Inspirez profondément et remplissez-vous de ces images positives. Vous vous sentez calme, serein, heureux. Expirez en envoyant toutes ces ondes positives dans votre corps et particulièrement aux endroits tendus et douloureux.
- Recommencez.
- Respirez normalement en revivant le bien-être ressenti dans cette dernière étape.
- Tout doucement, aidez votre corps à sortir de cet état d'engourdissement en commençant par vos pieds jusqu'au sommet de votre tête.
- Ouvrez les yeux quand vous vous sentez prêt.
- Redressez-vous lentement.

Faites cet exercice régulièrement, quand vous êtes stressé, crispé, anxieux...

Spécial enfants : « La chaise berçante »

Pour un petit, les exercices précédents ne sont pas faciles, voire impossibles à réaliser. Voici comment expliquer une manière de faire à l'enfant sous forme de jeu. Le but est de l'aider à se relaxer et se détendre.

- Demandez à l'enfant de s'asseoir par terre. Ensuite, invitez-le à agir comme s'il était une chaise berçante en balançant doucement son corps de l'avant vers l'arrière et de l'arrière vers l'avant.
- Proposez-lui de faire semblant de dormir lorsqu'il le souhaite, yeux ouverts ou fermés, comme il préfère. Il doit alors arrêter de se bercer et se reposer.
- Expliquez-lui que lorsqu'il fera semblant de dormir et qu'il ne bougera plus, vous lui enverrez un petit papillon qui se posera sur son épaule, en lui précisant que ce petit papillon, c'est vous qui le ferez avec votre main. Quand le papillon se posera, il devra alors se réveiller doucement.
- Dites-lui enfin, qu'une fois éveillé, il pourra se promener lentement dans la pièce et revenir s'asseoir ou pourra continuer à se reposer.

Présenté de cette façon ludique, l'enfant se relaxera rapidement. De plus, happé par le jeu, les pensées qui le stressent s'envoleront comme le petit papillon.

9. YOGA

S'adonner régulièrement au yoga conduit à rester calme et détendu dans la vie de tous les jours. La pratique du yoga comprend des postures, des techniques de respiration et de la méditation dont l'ensemble peut aider les personnes anxieuses à récupérer et affronter la vie avec positivité.

L'idéal est de s'octroyer une séance 2 à 3 fois par semaine ou mieux encore, d'essayer d'en faire une habitude quotidienne tôt le matin, l'après-midi ou avant le coucher.

Voici quelques postures simples, faciles à exécuter, qui favorisent la relaxation. Il en existe bien évidemment beaucoup d'autres.

Postures

Position de l'Enfant (Balasana)

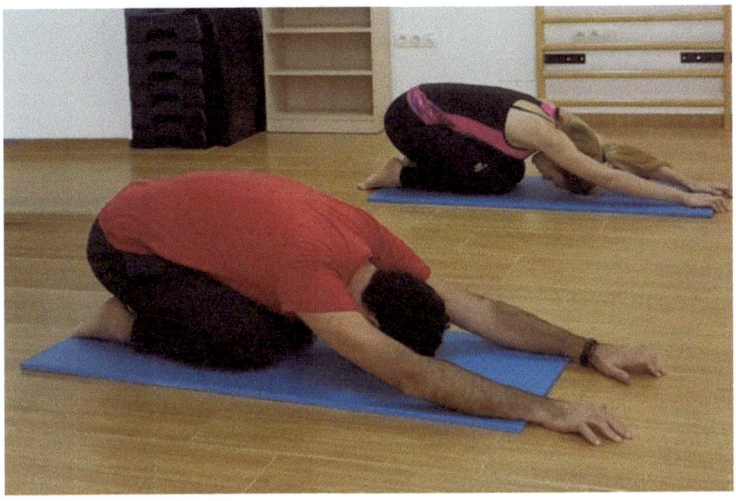

Placez un tapis sur le sol.

- Mettez-vous à genoux, pieds parallèles, les chevilles tendant vers l'intérieur.
- Inspirez et, sur l'expiration, déposez vos ischions arrière (os qui vous soutiennent en position assise) sur vos talons.
- Laissez reposer votre ventre et votre poitrine le long de vos cuisses.
- Allongez vos bras devant vous, mains tendues à plat sur le sol, paumes vers le bas.

Position du Guerrier (Virabhadrâsana)

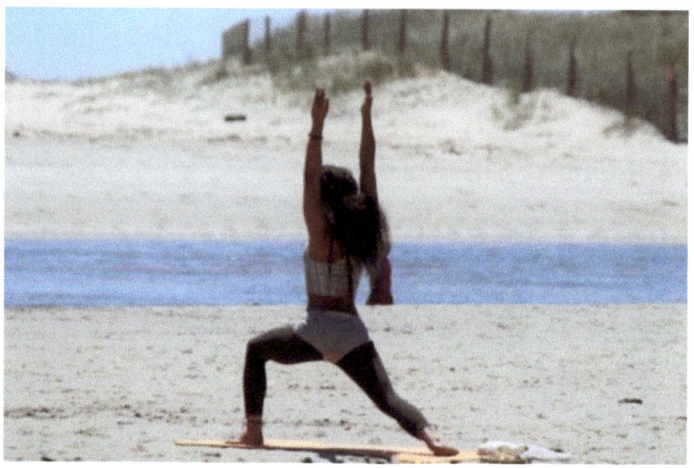

- Placez-vous debout, le dos droit, les pieds écartés à la largeur des hanches, détendez vos épaules, bras le long du corps.
- Pressez doucement l'extrémité de vos pieds sur le sol afin de vous assurer que vous y êtes bien ancré. Inspirez tout en levant les bras tendus au-dessus de votre tête.

- Expirez et reculez le pied gauche pour former un angle d'environ 45° par rapport à votre corps tout en avançant et en pliant l'autre jambe pour qu'elle forme un angle droit, en gardant le genou au-dessus de la cheville et du pied placés en parallèle.
- Recommencez de l'autre côté.

Cette posture vous permettra de détendre la cage thoracique (poitrine et poumons), les épaules, le cou, le ventre et l'aine. En outre, ouvrir de la sorte la partie supérieure du corps facilite la respiration dont l'importance n'est plus à démontrer.

Posture de l'Arbre (Vrksâsana)

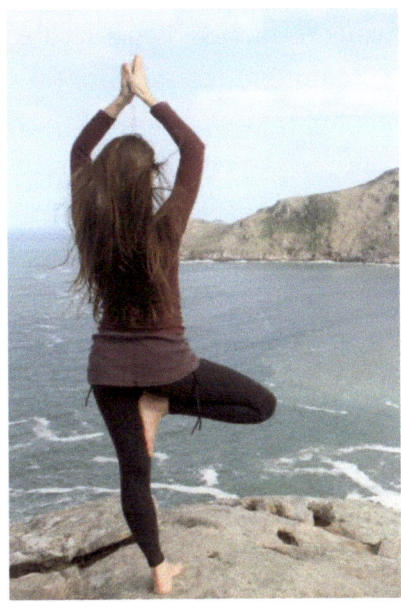

Cette posture ne présente pas de difficulté même pour un débutant. Elle permet d'augmenter la concentration ainsi que l'équilibre ; elle est excellente pour stimuler les organes digestifs, et surtout, elle calme l'esprit.

- Placez-vous debout, pieds joints.
- Posez le pied droit à l'intérieur de la cuisse gauche. (Si au début cette position est trop compliquée, placez-le sur le genou ou la cheville.)
- Ouvrez les bras latéralement, paumes tournées vers l'avant dans un geste d'accueil, puis joignez les mains devant vous au niveau du sternum tout en laissant les épaules se positionner naturellement, sans tension. Vous pouvez ensuite, si vous le désirez, les lever au-dessus de la tête, paumes jointes.
- Regardez devant vous. Au début, ne fermez pas les yeux, vous risqueriez de perdre l'équilibre !
- Quand l'équilibre est stabilisé (si vous ne parvenez pas à le maintenir, vous pouvez appuyer le coude contre un mur), adoptez ce rythme respiratoire : inspiration sur 3 temps, retenez votre respiration sur 2 temps, expiration sur 5 temps et ainsi de suite.
- Faites attention à bien étirer la colonne vertébrale et à rétracter l'abdomen.
- Tenez la posture sur 3 grandes respirations complètes pour chaque jambe et augmentez au fur et à mesure de votre entraînement.
- Enfin, détendez-vous couché sur le sol par exemple (Posture du Cadavre).

Posture du Cadavre (Savasana)

Le corps est allongé, il ressemble à un cadavre. Il est détendu et l'esprit est serein.

Le but de cette posture est de vous permettre de faire le vide mental, de prendre conscience de votre corps et de relâcher toutes les tensions pour arriver à la relaxation totale.

10. MÉDITATION

La méditation est une excellente technique pour détendre un esprit sous tension, vous donner un sentiment de calme et de paix. Elle peut également vous aider à ne pas trop vous inquiéter ni à devenir anxieux face à un avenir inconnu.

Des recherches scientifiques ont montré que la pratique régulière de la méditation pouvait réduire de manière significative le niveau d'adrénaline, cette fameuse hormone liée au stress.

La méditation consiste à utiliser sa force mentale pour retrouver la paix intérieure.

Pas besoin d'être religieux ou d'adopter des positions acrobatiques pour y parvenir, c'est plus simple que vous ne le croyez !

Technique

- Choisissez le bon moment, au calme, là où vous ne serez pas dérangé. Avec un peu d'expérience, vous pourrez méditer où vous le voulez, dans les transports en commun, au travail, avant un examen, etc.
- Créez une atmosphère apaisante : lumière tamisée, par exemple grâce à une lampe à sel de l'Himalaya (voir chapitre 20), colorée (chapitre 14), huiles essentielles en diffusion (chapitre 16), musique douce (sans parole).
- Installez-vous confortablement, assis les pieds bien à plat sur le sol, en lotus, agenouillé, ou comme vous le souhaitez, mais en gardant le dos droit et les reins légèrement cambrés afin de libérer le plexus solaire. Relâchez les épaules.

- Relaxez-vous.
- N'essayez pas de contrôler ce qui vous vient à l'esprit, mais laissez-vous « entrer en contact » avec vous-même. Les pensées surgissent, ne cherchez pas à les analyser ni à modifier quoi que ce soit. Ne jugez pas. Cherchez simplement à être là dans le moment présent, comme dans une bulle. Laissez-vous emporter dans votre monde intérieur et inconscient.

11. DIGITOPRESSION

La digitopresssion, digitopuncture, acupression ou acupressure, est une forme alternative d'acupuncture chinoise où les doigts remplacent les aiguilles. La digitopression agit sur les mêmes méridiens et points réflexes que l'acupuncture chinoise.

Voici quelques points facilement repérables sur les mains, les poignets et la nuque.

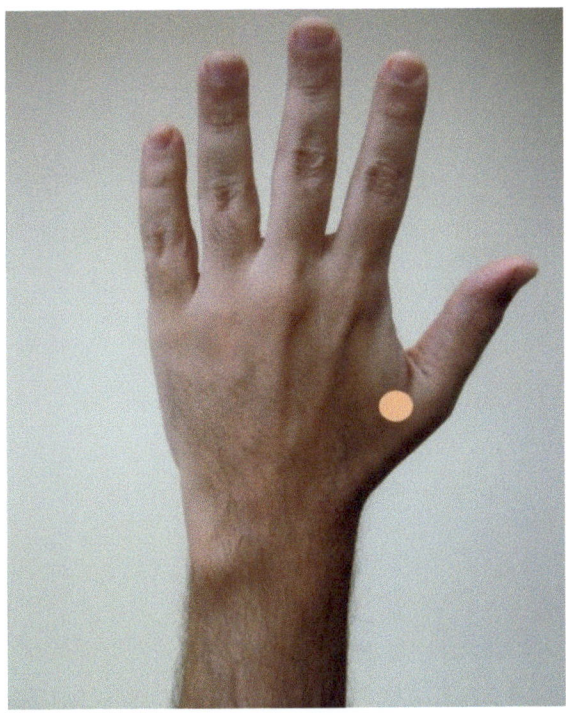

Ce point appelé **« Vallée des réunions »** se situe au centre de la palmature séparant le pouce et l'index.

À l'aide de l'index et du pouce, effectuez une pression durant au moins une minute sur le point de la main opposée. Recommencez avec l'autre main.

Sur le schéma suivant, vous découvrirez d'autres points très utiles, qui se situent sur la paume et le poignet.

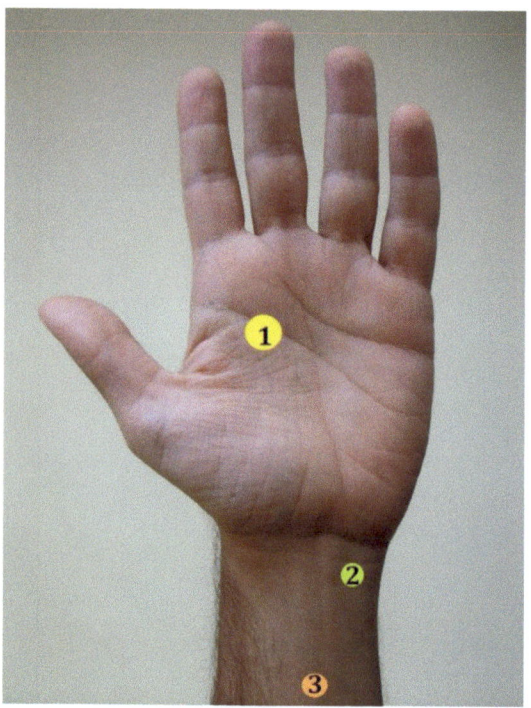

1 Plexus solaire
2 Le point « Porte de l'esprit » se trouve dans l'alignement de l'auriculaire, face externe du poignet, au creux de la jonction de l'avant-bras et du poignet.
3 Le point « Barrière interne » se situe sur la face interne de l'avant-bras, à 3 doigts au-dessus du pli du poignet.

Sans relâcher la pression, effectuez de petits cercles pendant 5 minutes en appuyant fermement jusqu'à vous sentir plus calme.

« **La porte du vent** » est présente sur la nuque, de chaque côté de la colonne vertébrale à la base du crâne. Maintenez la pression pendant 2 minutes. Cet endroit stratégique soulagera la migraine et les céphalées de tension, et permettra d'évacuer le stress.

12. DO-IN

Le Do-in, littéralement « voie de l'énergie », est une pratique basée sur des exercices de respiration, d'automassage, d'assouplissement et d'étirement.

À la différence de l'acupression qui sollicite les points spécifiques d'acupuncture, le Do-in consiste à exercer des pressions, des frictions et des martèlements le long des méridiens. Il fonctionne sur le même principe que le shiatsu. Les douze méridiens sont porteurs d'une énergie vitale et correspondent chacun à un organe.

Traditionnellement, trois doigts sont utilisés : le bout du pouce de l'index et du majeur, ainsi que la paume de la main. Afin de vous relaxer, n'appuyez pas trop fort durant maximum une minute et demie. Ces pressions aident à éliminer les toxines, et les massages, à déclencher la sécrétion d'endorphine, un antalgique naturel produit par notre corps, qui provoque une sensation de relaxation, de bien-être, voire dans certains cas, d'euphorie.

Traitements par le Do-in

Exemple 1

- Avec les pouces et les index, exercez cinq ou six pressions en partant du centre du menton vers la périphérie du visage.
- Ensuite, effectuez ce mouvement dans la zone au milieu des joues, puis sur les orbites au-dessous des yeux.
- Faites plusieurs passages.
- Terminez par une petite pression sur les tempes.

Exemple 2

- Frictionnez avec vos deux mains votre cage thoracique.
- Du bout des doigts, martelez légèrement pendant quelques minutes le haut de la cage thoracique, juste au-dessus de la poitrine.
- Effectuez une pression du bout des doigts sur le point situé entre la clavicule et le sternum de chaque côté.
- Pour terminer, réalisez des pressions de haut en bas sur la zone médiane du sternum.
- Respirez profondément pendant toute la durée de cet automassage.

13. RÉFLEXOLOGIE

La réflexologie est une thérapie issue de la médecine chinoise, douce, naturelle et efficace. Elle utilise le même concept et le même mode thérapeutique que l'acupuncture.

Chaque organe, glande ou partie de notre corps correspond à une zone réflexe que nous pouvons retrouver sur notre visage, nos mains ou nos pieds. Une stimulation spécifique de ces zones réflexes va aider l'organisme à retrouver l'équilibre et à le maintenir. Pour des raisons de facilité, pour l'automassage, la main ou l'oreille seront souvent préférées au pied.

Outre le bien-être global qu'elle procure, la réflexologie contribue à soulager une série de maux ponctuels ou chroniques, tels que les douleurs musculaires et articulaires, les troubles digestifs, les problèmes respiratoires, les déséquilibres hormonaux, le stress et l'anxiété, l'insomnie... Cette méthode très complète touche non seulement le physique, mais aussi le mental et l'émotionnel. Curative et préventive, elle est extrêmement relaxante et permet donc d'agir sur le stress. Les bienfaits les plus évidents sont justement une profonde relaxation, une meilleure circulation, un organisme désintoxiqué et revitalisé, ainsi qu'une amélioration de l'équilibre des émotions.

Tout comme pour d'autres techniques naturelles, il est légitime de se demander si l'effet est réel ou placebo. Pour certains scientifiques, il n'existe pas assez de preuves objectives pour affirmer que les thérapies complémentaires sont efficaces, mais la réflexologie a néanmoins fait l'objet d'études cliniques significatives montrant que des patients profitant des bienfaits de la réflexologie en même temps que la prise d'un traitement médicamenteux arrivaient à en diminuer les doses de médicaments, voire à s'en passer.

Si la réflexologie ne se substitue en rien à un traitement médical, elle peut cependant être une méthode d'accompagnement complémentaire. Dans pas mal de pays, notamment en Suisse en Grande-Bretagne et en Suède, la réflexologie est aujourd'hui reconnue et remboursée par la sécurité sociale.

Des contre-indications existent malgré tout pour les femmes enceintes, les personnes sujettes aux phlébites ou problèmes cardiaques, ou présentant des traumatismes récents au niveau des mains, des pieds ou du visage (fracture, entorse,...), suivant le type de réflexologie appliquée.

Pour un effet maximum, il est préférable de s'adresser à un thérapeute compétant qui adaptera les protocoles particuliers et la durée de la séance adaptée à chaque personne, qu'il s'agisse d'un bébé ou d'une personne âgée. Rien ne vous empêche cependant de mettre en pratique les gestes bien spécifiques à la réflexologie en vous aidant des indications et schémas suivants.

La réflexologie plantaire est certainement la plus connue et à mon sens une des plus efficaces, mais il est souvent plus facile d'utiliser la réflexologie palmaire offrant davantage d'accessibilité et de discrétion dans les lieux publics.

Préparation au massage du pied

- Asseyez-vous confortablement sur un siège, un gros coussin ou à même le sol et posez le dessus du pied sur l'autre cuisse.
- Lissez à l'aide de vos mains l'ensemble du pied sans oublier la voûte plantaire et la cheville pour le détendre et le relaxer.
- Placez vos pouces sous la face plantaire et faites-les glisser du centre vers le bord externe, des orteils en vous déplaçant vers le talon. Effectuez quelques rotations de la cheville pour leur redonner une certaine souplesse.

Si vous préférez opter pour la réflexologie palmaire, il est tout aussi important de bien détendre vos mains, vos doigts, vos poignets par des mouvements de lissage, d'étirement et de rotation.

Je me limiterai dans cet ouvrage à ces deux types de réflexologie. La réflexologie faciale et auriculaire requièrent encore plus de précision et de connaissances afin de les mettre en œuvre. Elles donnent toutefois de très bons résultats si elles sont bien exécutées.

Le massage

Le massage généralement utilisé est le massage en chenille. L'extrémité du pouce ou de l'index exécutent un mouvement semblable à la reptation d'une chenille. Pour effectuer ce geste, il faut impérativement plier et déplier l'articulation du pouce sans marquer d'arrêt, de manière fluide et avec un rythme régulier. Il se pratique toujours de gauche à droite et inversement, en montant ou en descendant, jamais en diagonale. De haut en bas ou de bas en haut pour les orteils et les doigts. Chaque zone devant être sollicitée à trois reprises.

Vous pouvez bien sûr utiliser une des huiles essentielles conseillées dans le chapitre consacré à l'aromathérapie en suivant les consignes d'usage.

Quelques points sont reconnus comme ayant une efficacité dans la libération du stress. Les zones principales à stimuler sont : la tête, le cou, l'hypophyse, la thyroïde, le plexus solaire, la colonne vertébrale, les reins, les glandes surrénales et l'estomac. Ce qui permet de jouer sur différents tableaux : les tensions nerveuses et musculaires, la production hormonale, l'élimination des déchets, une atténuation des désagréments que le stress engendre et une relaxation optimale.

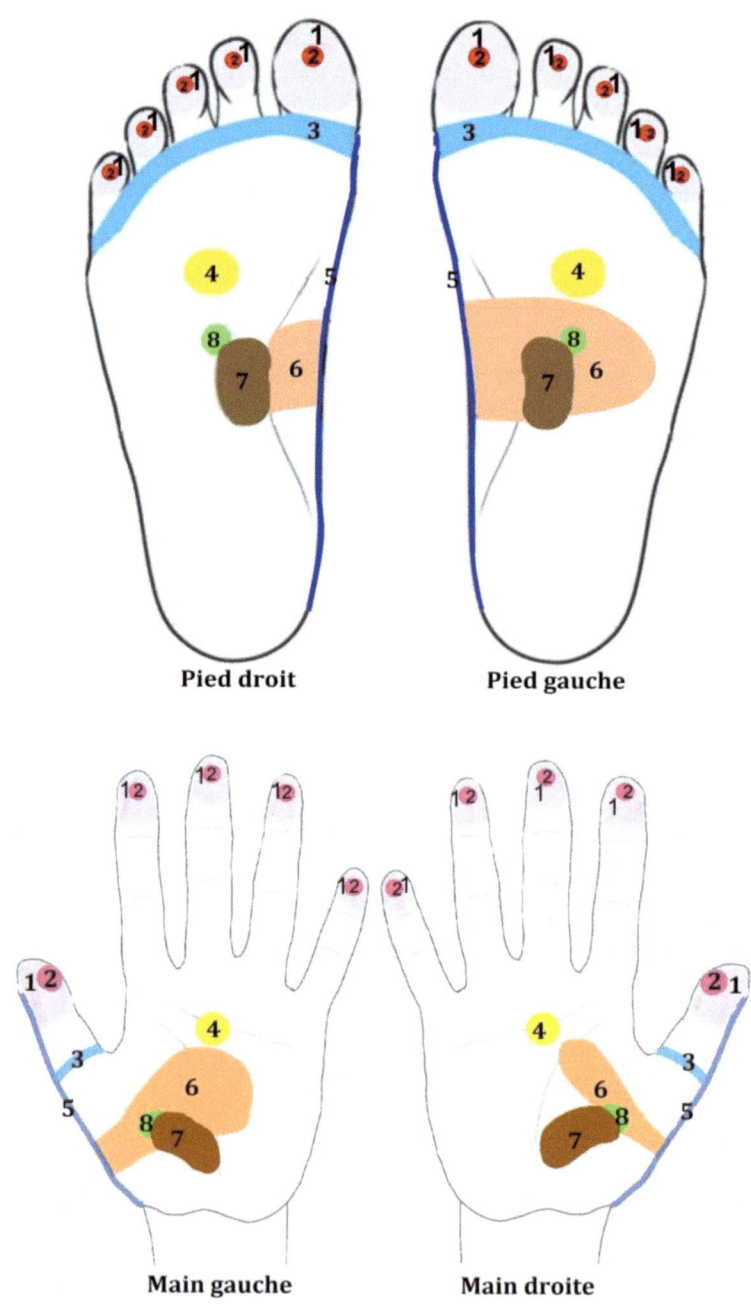

Correspondance de ces points réflexes avec les organes :
1 Cerveau
2 Hypophyse
3 Cou et thyroïde
4 Plexus solaire
5 Colonne vertébrale
6 Estomac
7 Reins
8 Glandes surrénales

À remarquer que la zone de l'estomac est plus étendue sur la main et le pied gauches, car cet organe se situe plus à gauche dans notre corps.

14. CHROMOTHÉRAPIE

La chromothérapie a recours aux couleurs et aux rayonnements colorés pour prévenir les troubles et rééquilibrer tant au niveau psychique que physique.

Dans la vie quotidienne, on parle des couleurs comme si elles avaient une signification : voir la vie en rose, être vert de rage, lire un roman noir, être dans le rouge... Il semblerait que les couleurs aient un sens et une interprétation presque universelle. D'ailleurs, en Chine, chaque couleur a une concordance avec un organe du corps humain et un de nos sens.

Nous savons également que les couleurs revêtent une grande importance dans la décoration de sa maison. On choisira une teinte relaxante pour une pièce de repos, plutôt une stimulante pour le lieu où se prend habituellement le petit-déjeuner, etc.

Le Feng Shui qui est est un art millénaire d'origine chinoise a pour but d'harmoniser l'énergie environnementale d'un lieu afin de favoriser la santé, le bien-être et la prospérité. Il recommande une bonne application des couleurs pour atteindre cet état d'harmonie.

Pour profiter des bienfaits de ces différentes tonalités, vous pouvez avoir recours à des lampes ou ampoules colorées, porter des vêtements aux couleurs apaisantes, tamiser à l'aide d'une étoffe une source de lumière, colorier, visualiser cette couleur, etc.

Le **vert** évoque la nature, il est apaisant et reposant

Le **bleu** et l'**indigo** calment et apaisent.

Le **bleu turquoise** figure la sérénité et la stabilité.

Le **rose** induit la sérénité et le sommeil.

Le **violet** favorise la méditation et la relaxation.

La clarté du **blanc** apporte calme et sérénité.

15. LITHOTHÉRAPIE

La lithothérapie est une méthode douce qui utilise les vertus et les forces énergétiques des pierres et des minéraux pour rééquilibrer l'organisme tant au niveau physique, psychique, que spirituel. Cette approche holistique de soin est basée sur l'influence subtile que peuvent apporter certains minéraux. Les résultats risquent d'être différents d'une personne à l'autre, car nous sommes tous différents, et donc pas tous réceptifs de la même façon à l'énergie des pierres. Certains ressentiront les bienfaits très rapidement, d'autres ne percevront rien ou peu d'effet.

Vous pouvez prendre la pierre en main et la garder tant que vous en éprouvez le besoin (dix minutes à plusieurs heures si nécessaire), la porter en pendentif ou en bracelet. Vous pouvez également mettre certaines pierres sous votre oreiller ou sur votre table de nuit, elles vous accompagneront durant votre sommeil. En tout état de cause, faites comme vous le sentez.

Chacun y va de sa « recette » concernant le nettoyage des pierres. La plus simple et la plus efficace est de laisser tremper vos pierres et vos minéraux dans un bol d'eau froide pendant quelques heures après chaque usage, afin de les conserver vos en excellent état en les purifiant de l'échange énergétique qui s'est opéré au contact corporel. Attention, certaines pierres ne supportent pas l'eau, mais ce n'est pas le cas pour les cristaux antistress, qui vous sont proposés.

Si vous êtes stressé en permanence, portez la pierre sur vous durant la journée et placez-en une autre sous votre oreiller pendant la nuit. Vous pouvez également travailler avec cette pierre au cours de séances de méditation ou de relaxation.

Cristaux antistress

LE QUARTZ ROSE

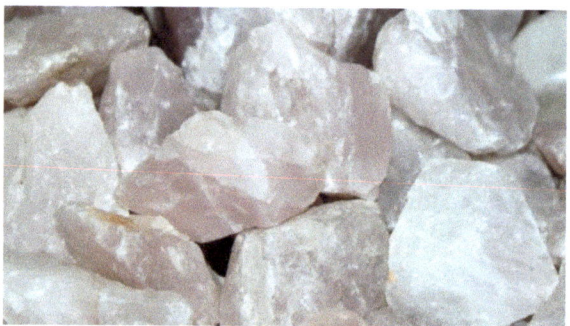

Comme son nom l'indique, ce quartz est de couleur rose pâle à rose foncé.

Il soulage les crises d'angoisse et l'anxiété, favorise l'acceptation et les changements.

L'AMBRE

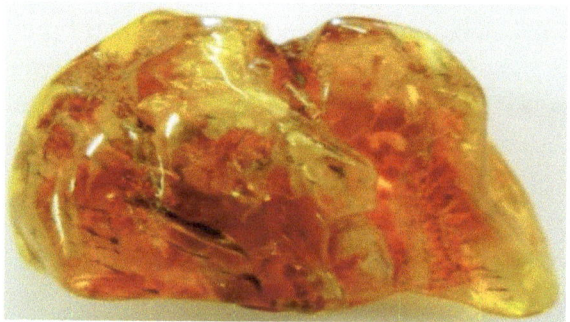

On connaît surtout cette résine minéralisée sous sa couleur orangé doré, mais il existe de l'ambre jaune pâle, cognac, vert et même noir.

L'ambre permet une vision plus claire, favorise l'optimisme et aide à diminuer le stress. Il est aussi utilisé comme antidouleur.

LE QUARTZ RUTILE

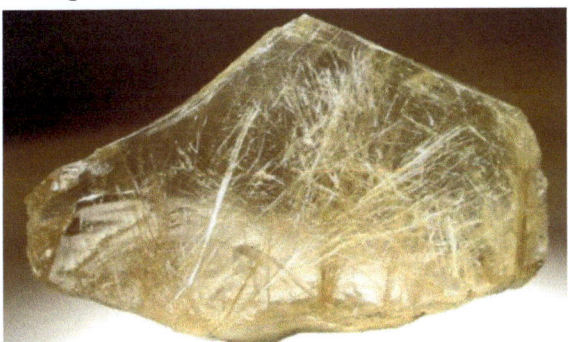

Le quartz rutile est également appelé cheveux de venus car ses inclusions de cristaux de rutile font penser à des cheveux dorés.

Cette pierre aide à vaincre les peurs, les phobies, le stress, les angoisses et la dépression. Elle protège des influences négatives, facilite l'acceptation des erreurs et favorise une meilleure circulation de l'énergie.

L'AIGUE MARINE

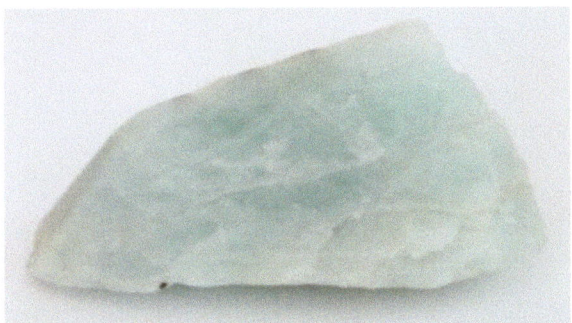

Son nom évoque sa couleur ; aigue-marine signifie « eau de mer ». Son ton peut varier du bleu clair au bleu-vert.

L'aigue-marine apaise les angoisses et permet de se libérer des émotions enfouies. Elle aide à lutter contre la peur de ne pas être à la hauteur.

L'AMAZONITE

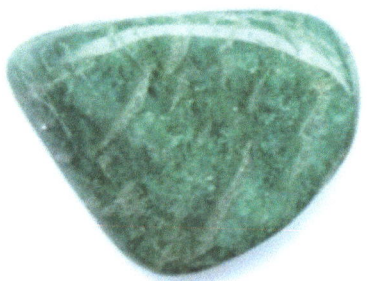

La couleur verte veinée de tons plus clairs de l'amazonite fait assez bien penser à celle de l'eau du fleuve d'Amérique du Sud dans lequel elle a été découverte : l'Amazone.

Cette pierre libère des anxiétés, des craintes, et chasse les pensées négatives. Elle favorise un sommeil profond. Elle pourra de plus aider lors d'une crise d'épilepsie ou d'une dépression.

LA FLUORINE OU FLUORITE JAUNE

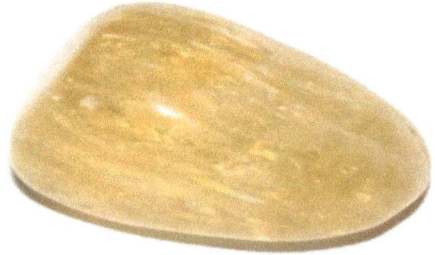

Les fluorites les plus courantes sont jaunes, vertes et violettes, mais il en existe des bleues, des incolores, des rouges, des roses, des marron et des noires. Leurs propriétés varient légèrement d'une couleur à l'autre.

La fluorite est une excellente pierre pour la méditation et donc un bon moyen pour lutter contre le stress. Elle remet de l'ordre dans le chaos mental.

L'AMÉTHYSTE

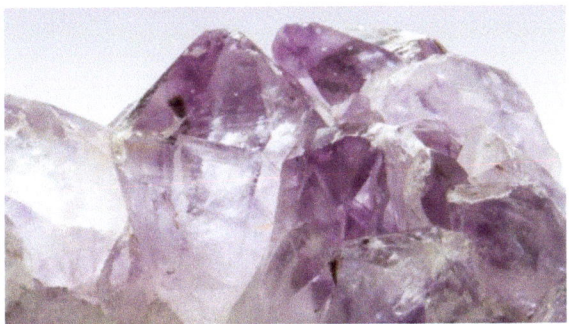

Cette pierre à une couleur allant du violet clair transparent au violet très sombre et opaque.

L'améthyste détend les muscles surtout dans la région de la nuque et des épaules, zone fréquemment contractée et douloureuse en cas de stress.

Elle est également réputée pour favoriser la concentration, la méditation ainsi que la créativité. Elle apaise aussi la colère et agit contre l'insomnie en contribuant à un sommeil calme et profond.

16. AROMATHÉRAPIE

Branche de la phytothérapie, l'aromathérapie est un formidable outil pour soigner les petits maux du quotidien de manière naturelle et pour prévenir l'apparition de maladies en agissant notamment sur le stress. Elle consiste en l'utilisation des huiles essentielles pour l'harmonisation de la santé physique et mentale.

L'huile essentielle est une essence végétale, un liquide concentré d'une plante aromatique ou d'une partie de cette plante (fleurs, écorce, zeste, fruits, graines…). Particulièrement riche en principes actifs, elle est très efficace en petites quantités parce qu'elle concentre les bienfaits de la plante en quelques gouttes.

Même si les huiles essentielles sont vendues librement, il est extrêmement important de ne pas jouer au petit chimiste. Ce ne sont que des plantes me direz-vous ; elles n'en sont pas moins dangereuses pour autant !

Règles à respecter impérativement

- N'utilisez que des huiles 100 % naturelles et de préférence bio, les seules destinées aux soins. Elles se trouvent en pharmacie, dans les magasins bio ou spécialisés dans la santé. Elles sont toujours conditionnées dans des flacons en verre ambré. Il existe de « fausses huiles essentielles » uniquement vendues pour parfumer une pièce.
- Conservez loin des flammes et à l'abri de la lumière.
- Gardez-les hors de portée des enfants et des animaux.
- Respectez les doses conseillées. Un surdosage peut produire des effets contraires très négatifs, des troubles et des désagréments divers.

- Certaines huiles essentielles sont irritantes pour la peau et doivent donc être diluées dans une huile végétale avant application. Rares sont celles qui peuvent être utilisées pures dans certaines indications. Il est également recommandé de pratiquer un test dans le pli du coude ou derrière l'oreille pendant 24 heures avant toute application cutanée. Si vous constatez des rougeurs, picotements, démangeaisons… ne pas utiliser ! Même si ce sont des produits naturels, les allergies aux huiles essentielles existent au même titre que celles à la fraise, aux cacahuètes ou aux crustacés.
- Ne pas les avaler pures, sous peine de risque de lésions des muqueuses ! Toujours diluer dans une cuillère de miel par exemple, ou sur un comprimé neutre destiné à cet effet (en pharmacie), sur un morceau de sucre ou un peu de mie de pain.
- Ne pas utiliser sans l'avis d'un spécialiste ou d'un médecin si vous êtes enceinte.
- Ne pas administrer par voie interne aux bébés et aux jeunes enfants. L'usage externe de certaines huiles peut cependant être indiqué sous forme d'huile de massage bien diluée.
- Certaines huiles essentielles sont photosensibilisantes, notamment les agrumes. Une exposition au soleil peut entraîner des taches disgracieuses difficiles à faire partir.
- Ne jamais les utiliser sur les yeux ou le contour des yeux. En cas de contact, appliquez abondamment une huile végétale, même de cuisine, puis consultez un médecin.
- N'associez pas huiles essentielles et traitements médicamenteux sans demander conseil à un professionnel de la santé. Certaines sont déconseillées, voire interdites avec des médicaments.
- En cas d'ingestion accidentelle, avalez plusieurs cuillerées d'huile végétale afin de diluer l'huile essentielle, contactez un centre antipoison et consultez un médecin.

- Dernier conseil : lavez-vous toujours les mains après avoir utilisé des huiles essentielles. Souvent, du liquide est collé sur le flacon.

Modes d'utilisation des huiles essentielles

La diffusion

Très facile d'utilisation, il suffit de verser 4 à 5 gouttes dans un diffuseur ou un brumisateur adapté (ou suivre le mode d'emploi de votre appareil), sur un tissu, dans une soucoupe... ou simplement de respirer à même le flacon.

Certaines huiles ont une action positive sur le stress ou les angoisses souvent source d'énervement. Elles ont un effet apaisant, sédatif et calmant. Une ou l'autre sera mieux adaptée pour vous, outre leurs vertus propres, un souvenir ou simplement une attirance personnelle peut encore amplifier l'impression de sérénité ou d'apaisement. Le fait de se rappeler un doux moment, une réunion de famille à Noël, les dernières vacances chez la tante Agathe ou une promenade en Provence peut entraîner un léger relâchement de certaines tensions. Être à l'écoute de son corps, de ses sensations est déjà une façon de se libérer d'une dose de stress ou d'anxiété.

Les bains et douches aromatiques

Le bain est un moment de détente par excellence, relaxant, invitant à une douce torpeur. Y ajouter quelques gouttes d'huile essentielle bien choisie ne fera que renforcer ses effets en y combinant une alliée de choix. La chaleur dégagée par l'eau va favoriser les principes actifs des huiles par voie cutanée, mais également grâce à l'olfaction. N'oubliez pas que détente rime aussi avec senteurs. Le plaisir olfactif contribue à la sensation générale de bien-être. Pour votre bain aromatique, n'hésitez pas à essayer plusieurs huiles essentielles, jusqu'à trouver celle qui vous comble.

Cette manière de faire permet à l'ensemble de la peau d'être couverte des composés des huiles ; il est donc important après le bain de se sécher sans se rincer pour entretenir cet effet.

La salle de bains doit être à une température agréable (21° minimum), avec un éclairage doux et pourquoi pas quelques bougies. Un coussin de nuque peut être un plus pour ajouter au confort. L'eau doit être de 35 à 37° ou suivant vos préférences.

Une fois l'eau coulée, ajoutez environ 8 gouttes pour un adulte (pas plus de 4 pour un enfant) d'huile essentielle dans 1 cuillère de base pour bain, d'huile végétale ou dans un dispersant tel que le Solubol (1 goutte d'huile essentielle pour 4 gouttes de Solubol), ou à défaut dans du lait. Les huiles essentielles sont non miscibles à l'eau ; il faut donc toujours les disperser.

Si votre moment de détente passe de préférence par la douche, ajoutez 1 à 2 gouttes d'huile essentielle dans 1 dose de gel douche. Celle-ci ne pourra cependant jamais se montrer aussi relaxante qu'un bain, d'une part, car le corps ne peut se relâcher totalement de par sa position dans la cabine, ensuite parce que l'huile essentielle sera en partie évacuée avec le rinçage.

Application cutanée et massage

Les huiles essentielles traversent très rapidement la peau pour intégrer le système sanguin et être diffusées dans tout le corps. Il suffit de placer 1 ou 2 gouttes de menthe sur le creux du poignet pour avoir 20 minutes plus tard une haleine fraîche chargée de cette odeur bien marquée et parfaitement reconnaissable pour en avoir la preuve.

Le poignet est très prisé, car richement vascularisé. Aisément respirable, il permet de cumuler la voie cutanée et l'olfaction pour maximiser les effets de certaines huiles particulièrement adaptées pour ces modes de diffusion.

Souvent, le plexus solaire sera également vivement conseillé. Le plexus solaire est d'abord un centre (ou plexus) nerveux, c'est-à-dire la concentration localisée d'un ensemble de nerfs qui innervent les organes de l'abdomen (estomac, foie, rate). Ces nerfs appartiennent au système nerveux sympathique (très schématiquement, celui du stress) dont l'un des plus connus est le nerf pneumogastrique (ou nerf vague) impliqué dans les malaises vagaux.

Le plexus se trouve juste en dessous de la pointe du sternum, entre les côtes basses.

Le point réflexe du plexus solaire sur la voûte plantaire, peut également s'avérer un endroit stratégique.

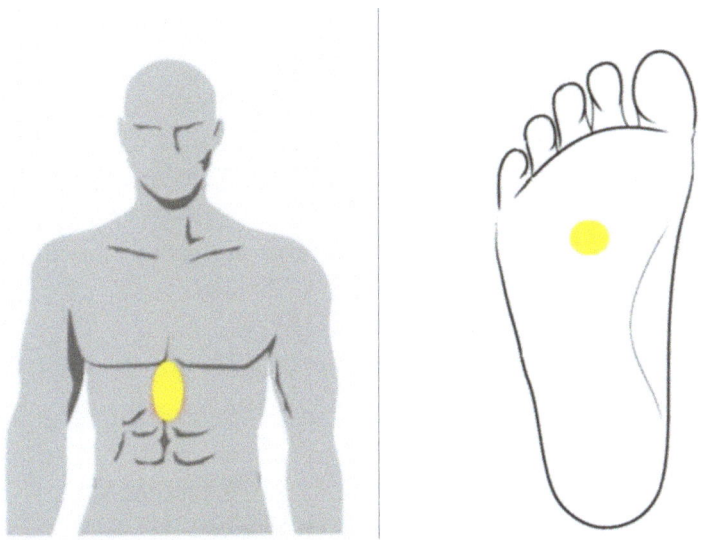

Je conseillerais de toujours commencer par une application sur les poignets ou la voûte plantaire, afin d'étudier la réaction de son corps à une huile spécifique (après le test d'allergie). Lors d'une application au niveau du plexus solaire, il n'est pas rare de ressentir une sensation d'étouffement ou des palpitations. Mieux vaut alors se cantonner aux premières solutions sans perdre pour autant en efficacité.

Certaines huiles essentielles peuvent être utilisées pures (elles sont peu fréquentes), mais certaines sont dermocaustiques et doivent impérativement être diluées.

En ce qui concerne les problèmes de stress, les huiles essentielles sont le plus souvent utilisées par les voies olfactive (diffusion et olfaction) et cutanée (massage et bain aromatique).

La voie orale

Certains manuels ou sites web donnent des recettes à utiliser par voie orale. La prudence s'impose ! Elle nécessite une demande de conseil auprès d'un professionnel de la santé. Ce mode est plutôt réservé aux problèmes physiologiques.

Pour information, les huiles essentielles ne doivent pas être utilisées pures, mais délayées dans une cuillère de miel à placer sous la langue, diluées dans une tisane, placées sur un comprimé neutre destiné à cet effet (pharmacie) ou un peu de mie de pain. Suivant l'huile utilisée, il conviendra d'en absorber pas plus d'une ou deux gouttes.

Quelques huiles essentielles particulièrement efficaces

Les huiles essentielles suivantes font partie des grands classiques utilisés en aromathérapie pour lutter contre le stress, soigner les émotions ou atténuer les effets négatifs en résultant. Il en existe d'autres, ainsi que de nombreuses synergies.

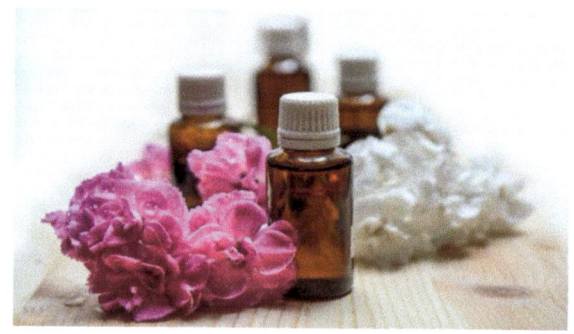

BASILIC TROPICAL (Ocimum basilicum var. basilica)

Le basilic tropical est utilisé entre autres pour lutter contre la nervosité, les troubles du sommeil et la déprime latente. Cette huile est régulatrice du système nerveux neurovégétatif, antistress, antispasmodique. Elle est à la fois calmante et euphorisante.

Utilisation :

Olfaction et diffusion :

Respirez profondément à plusieurs reprises à même le flacon.

Voie cutanée :

2 gouttes d'HE de basilic tropical dans 10 gouttes d'huile végétale appliquées sur le plexus solaire.

Bain aromatique :

5 gouttes mélangées au dispersant.

Précautions spécifiques d'emploi :

L'huile essentielle de basilic tropical est dermocaustique (elle peut causer des brûlures de la peau et des muqueuses) et doit être impérativement diluée dans une huile végétale.

Elle est stupéfiante à haute dose.

À éviter chez les enfants de moins de 6 ans et les femmes enceintes.

BERGAMOTE (Citrus aurantium ssp. Bergamia)

De la même famille que le citron ou la mandarine, la bergamote est calmante, digestive et antispasmodique. Sur le plan psycho-émotionnel, la bergamote est une aide précieuse pour lutter contre l'agitation, les angoisses, le manque de confiance en soi, la nervosité et le stress ainsi que les troubles du sommeil.

Utilisation :

Diffusion et olfaction :

À respirer à même le flacon ou à diffuser seule ou avec d'autres huiles.

Voie cutanée :

Massez 4 gouttes diluées dans autant de gouttes d'huile végétale sur la voûte plantaire, la face interne des poignets, sur le plexus solaire ou de part et d'autre de la colonne vertébrale.

Précautions spécifiques :

L'huile essentielle de bergamote peut être utilisée par les enfants à partir de 6 ans et avec précaution chez la femme enceinte de plus de 5 mois (sous réserve d'un avis médical).

La bergamote est photosensibilisante et peut-être légèrement irritante pour la peau (toujours la diluer dans une huile végétale). Elle peut provoquer chez certaines personnes des allergies et des irritations cutanées (toujours effectuer un test à la première utilisation).

À utiliser avec modération en application cutanée.

CAMOMILLE ROMAINE OU NOBLE (Chamaemelum nobile ou Anthemnis nobilis)

Pour lutter contre les angoisses, la camomille romaine est reine. Elle convient aussi pour les enfants.

La camomille allemande ou matricaire (Matricaria recutita) possède également des vertus relaxantes, mais coûte sensiblement plus cher.

Utilisation :

Voie cutanée :

Massez 2 gouttes d'huile essentielle de camomille romaine mélangées avec 2 gouttes d'huile végétale (amande douce, noisette, abricot, argan…) sur le plexus solaire, de part et d'autre de la colonne vertébrale, ou en application locale, 2 fois par jour.

En cas de stress intense ou de choc émotionnel, massez 3 gouttes de camomille noble sur le plexus solaire.

Diffusion :
Respirez simplement à même le flacon durant quelques secondes.
Bain aromatique.
Contre-indications particulières :
Allergie aux astéracées.

ENCENS OU OLIBAN (Boswellia carteri)

L'huile essentielle d'encens est antidéprime, antidépressive et calme l'angoisse. Elle permet également d'atteindre plus facilement un état méditatif d'où sa fréquente utilisation en fumigation dans les cérémonies rituelles.

Utilisation :
Olfaction et diffusion :
On peut respirer cette huile sur un mouchoir, au flacon 3 à 5 fois, pas plus sinon elle risque de provoquer l'effet inverse. À forte dose, l'huile essentielle d'encens a des vertus dynamisantes.

Pour apaiser encore davantage, à associer avec l'huile essentielle de **nard**.

Voie cutanée :
Deux gouttes en dilution à 20 % dans une huile végétale, à utiliser en massage court ou onction localisée sur la colonne vertébrale, le plexus solaire, le creux des poignets ou les tempes.

Bain aromatique.
Précautions particulières :
Elle peut entraîner une sensibilisation par contact avec la peau. Évitez le contact pur avec celle-ci.

Elle peut provoquer une atteinte des poumons en cas d'ingestion.

Attention ! L'encens est psychotrope à forte dose.

GÉRANIUM ROSAT (Pelargonium graveolens)

Apaisante nerveusement, l'huile essentielle de géranium rosat est utilisée en traitement, entre autres contre la déprime saisonnière, la nervosité, le stress, l'émotivité, les variations d'humeur, les difficultés d'endormissement et l'insomnie.

Utilisation :

Olfaction et diffusion.

Voie cutanée :

En massage après dilution dans une huile végétale.

Bain aromatique.

JASMIN (Jasminum officinalis)

En parfumerie, l'absolue de jasmin entre dans la composition de parfums haut de gamme, mais elle est utile pour de nombreuses autres choses : pour le soin des peaux sèches et irritées, les dermatites et dermatoses d'origine nerveuse, mais aussi en cas d'asthénie, d'apathie, de faiblesse nerveuse chronique, d'insomnie, d'anxiété, de dépression, de choc émotionnel ou nerveux, d'état de panique, de tension nerveuse, de spasmes musculaires, de névralgies musculaires et articulaires, de crampes, de migraines... Tranquillisante, elle apaise le corps et l'esprit, atténue les déprimes passagères et favorise le sommeil. Elle est tout particulièrement à conseiller en cas de tension extrême et de choc émotionnel.

Son prix est très élevé (50 € les 5 ml), car il faut près de 700 kilos de fleurs pour fabriquer 1 litre de cette absolue !

Utilisation :

Olfaction et diffusion :

En cas de stress ou de choc, respirez profondément à même le flacon.

En diffuseur.

Voie cutanée :
Diluée dans une huile végétale, en massage sur le plexus, le long de la colonne et sur la face interne des poignets pour ses propriétés calmantes.

Bain aromatique.

Précautions particulières :
À proscrire durant toute la grossesse.
À utiliser sur une courte période et avec précaution (une utilisation excessive de l'absolue de jasmin peut engendrer des maux de tête et des nausées).

LAVANDE VRAIE OU OFFICINALE (*Lavandula angustifolia ssp angustifolia*)

La lavande est l'huile essentielle la plus connue et la plus utilisée. Elle est très prisée dans la médecine ayurvédique indienne pour soulager les états dépressifs, et par les médecins bouddhistes tibétains pour traiter certains troubles mentaux.

Elle est sereine contre les perturbations d'origine nerveuse, les insomnies, les migraines et les vertiges. Elle est très bien tolérée, même chez les enfants.

Elle peut être diffusée, utilisée dans une brume d'oreiller, en massage, dans le bain aromatique…

Utilisation :

Voie cutanée :
Massez 3 gouttes d'huile essentielle de lavande officinale sur la voûte plantaire, la face interne des poignets, sur le plexus solaire (à répéter au besoin) et en application locale.

Vous pouvez également l'associer à d'autres huiles, la **verveine citronnée** par exemple, à raison d'une goutte de chaque, à appliquer en massage sur le plexus solaire.

Diffusion :
2 gouttes de lavande vraie sur un mouchoir favoriseront la détente.
Bain aromatique.

LAVANDIN SUPER (Lavandula intermedia clone super)

Le lavandin est le résultat d'hybridation de la lavande vraie et de la lavande aspic. Son utilisation est sensiblement la même que pour la lavande vraie. Elle est très efficace en cas d'angoisse, d'insomnies, de troubles du sommeil, de stress, d'anxiété et d'émotivité.

Utilisation :

Olfaction.

Diffusion :

Au quotidien, la diffusion atmosphérique à l'aide d'un diffuseur électrique procure un état de bien-être et de relaxation qui favorise la communication entre individus souvent stressés. Diffusée dans une chambre pendant 30 minutes avant le coucher, elle induira un sommeil calme, paisible et réparateur.

Voie cutanée :

Massez 3 gouttes d'huile essentielle de lavandin en friction ou en application locale, sur la face interne des poignets pour respirer en cas de besoin ou le plexus solaire.

Bain aromatique.

Précautions particulières :

Quel que soit le mode d'utilisation, soyez attentifs lors de la gestion du stress à ne pas augmenter les doses sous peine d'obtenir l'effet inverse.

Utilisée de manière prolongée et/ou étendue, elle devient alors contre-indiquée chez les femmes enceintes et les enfants avant l'âge de 8 ans.

Les personnes épileptiques ne doivent s'en servir qu'avec grande prudence et sous avis médical.

LEMONGRASS (Cymbopogon citratus)

L'huile essentielle de lemongrass est recommandée dans le traitement des blocages, des crispations du système neurovégétatif et en tant que régulatrice du système nerveux. Calmante, elle aide à lutter contre l'anxiété, l'angoisse, le pessimisme et la tristesse.

Utilisation :
Olfaction et diffusion.
Voie cutanée :
Pour la détente et les blocages, massage du dos, le long de la colonne vertébrale, du plexus solaire, de la plante des pieds avec 3 gouttes d'HE diluées dans 15 gouttes d'huile végétale.
Bain aromatique :
2 à 3 gouttes diluées dans une base neutre.

Précautions particulières :
L'huile essentielle de lemongrass peut provoquer des irritations cutanées ou des réactions allergiques, en particulier sur les peaux sensibles. Ne pas oublier le test cutané !

Elle n'est pas recommandée aux femmes enceintes et allaitantes ainsi qu'aux enfants de moins de 5 ans (la diffusion est néanmoins possible).

LITSÉE CITRONNÉE (Litsea citrata)

Plus connue sous le nom de verveine exotique, cette huile relaxante détend et invite à un repos réparateur. Antidépressive et antistress, elle favorise le sommeil.

Utilisation :
Olfaction.
Diffusion :
En synergie relaxante à diffuser avec le **lavandin super** et la **mandarine** à parts égales.

Voie cutanée :
Massez 2 gouttes d'huile essentielle de litsée citronnée avec 5 gouttes d'huile végétale sur le plexus solaire ou sur la face interne des poignets, 2 fois par jour.

Précautions particulières :
Pour un usage cutané, l'huile essentielle de litsée citronnée doit absolument être diluée, car elle tache et irrite fortement la peau.

Attention : la litsée citronnée ne doit pas être confondue avec la verveine odorante (Aloysia triphylla) dont la composition et les indications thérapeutiques sont très différentes.

MANDARINE (Citrus reticulata blanco)

Mandarine rouge de Sicile ou mandarine verte du Brésil sont toutes deux très efficaces contre l'angoisse grâce à leur action relaxante, antistress et surtout, elles favorisent un sommeil naturel et réparateur.

Son odeur toujours très appréciée la place en tête des produits aromatiques antistress.

La synergie est parfaite avec la **lavande vraie** et le **petitgrain bigarade**.

Utilisation :
Diffusion :
L'utilisation de l'essence de mandarine avec un diffuseur d'arômes dans une chambre d'adulte comme d'enfant, pendant 15 minutes, favorisera la détente et l'endormissement.

Voie cutanée :

Massez 2 gouttes d'essence de mandarine avec 2 gouttes d'huile végétale de noisette ou d'amande douce sur la face interne des poignets ou le plexus solaire.

Bain aromatique :

Relaxez-vous une vingtaine de minutes dans le bain. Ne pas rincer. Recommencez chaque soir pendant au moins 2 semaines.

Précautions particulières :

L'huile essentielle de mandarine est photosensibilisante, il est recommandé de ne pas s'exposer au soleil après son utilisation ou son application. Elle doit être absolument diluée sous peine d'irritation cutanée. Le test dans le creux du bras doit être réalisé avant toute application d'huile essentielle.

Elle peut être utilisée chez les femmes enceintes de plus de 5 mois en la diluant dans une huile végétale et chez les enfants dès l'âge de 3 ans. Toujours faire preuve de prudence !

MARJOLAINE À COQUILLES (Origanum majorana)

Cette huile essentielle est une incontournable. La marjolaine est la plante médicinale par excellence, c'est une des plantes incontournables pour soigner des maux divers. Elle soulage non seulement les troubles nerveux tels que le stress, l'anxiété, les douleurs abdominales…, mais de plus elle est sédative.

Utilisation :

Olfaction et diffusion.

Voie cutanée :

3 gouttes diluées dans 5 gouttes d'huile végétale à masser sur le plexus solaire, la face interne des poignets ou la voûte plantaire.

Bain relaxant :

Seule ou également combinée avec la **lavande vraie** et la **mandarine** pour un bain extrêmement relaxant.

Contre-indications particulières :
Pure, elle est irritante pour la peau.
À éviter pour les personnes asthmatiques ou épileptiques.

MÉLISSE OFFICINALE (Melissa officinalis)

La mélisse est très efficace dans le traitement des affections d'origine nerveuse comme les chocs affectifs, la colère, le chagrin, la dépression ou la tristesse. Elle est réputée pour chasser les pensées sombres, égayer la vie et calmer l'anxiété comme les crises nerveuses. Hypotensive et sédative, elle favorise le sommeil et préserve des insomnies. Enfin, elle favorise également la digestion et réduit les spasmes en régulant les sécrétions de la vésicule biliaire et de l'estomac.

L'huile essentielle de mélisse est rare et précieuse (pour un kilo d'huile essentielle, il faut distiller 7 à 10 tonnes de plante !), d'où son prix assez onéreux. Elle n'en reste pas moins une huile à découvrir ou à redécouvrir.

Utilisation :

Olfaction.

Diffusion :

En diffusion atmosphérique en synergie avec d'autres huiles, par exemple : **basilic, camomille, encens, géranium, lavande, petitgrain bigarade, romarin ou ylang-ylang.**

Voie cutanée :
Recette en cas d'angoisse ou de choc :
*1 goutte d'huile essentielle de **lavande officinale** ;*
*2 gouttes d'huile essentielle de **mélisse officinale** ;*
*1 goutte d'huile essentielle de **marjolaine à coquille.***
Diluez dans 5 ml d'huile végétale.

Massez le plexus solaire et les tempes, 1 à 2 fois par jour.

En cas de crise alliant des difficultés respiratoires :
1 goutte d'huile essentielle de **mélisse** *;*
1 goutte de **marjolaine à coquille** *;*
1 goutte de **petitgrain bigarade** *;*
*1 goutte d'huile essentielle d'***estragon** *;*
*1 goutte d'huile essentielle d'***ylang-ylang.**
Diluez dans 5ml d'huile végétale.
Appliquez sur le plexus solaire plusieurs fois par jour.

Bain aromatique :

3 à 4 gouttes mélangées à un dispersant, à verser directement dans l'eau du bain. Respirez et détendez-vous.

Précautions particulières :

L'huile essentielle de mélisse peut être utilisée chez la femme enceinte durant toute la grossesse en olfaction, à partir de 3 mois de grossesse par voie cutanée, chez la femme allaitante ainsi que chez les enfants dès 6 mois en olfaction et dès 3 ans d'une manière générale.

Ne pas s'exposer au soleil après une application cutanée de mélisse, car elle est photosensibilisante.

NARD (Nardostachys jatamansi)

Calmante et apaisante, l'huile de nard atténue les tensions nerveuses et les migraines.

Elle permet de soulager de nombreux chocs émotifs, traumatismes psychologiques ainsi que les angoisses existentielles.

Elle peut être combinée avec des huiles essentielles relaxantes comme le **petigrain bigarade**, la **lavande**, le **lavandin** et les **agrumes**.

Associé à l'HE d'**encens** en diffusion, elle aidera à la méditation.

Utilisation :

Diffusion et olfaction :

Respirez quelques gouttes sur un mouchoir, plusieurs fois durant la journée.

Voie cutanée :

L'huile essentielle de nard jatamansi peut s'utiliser pure sur une peau peu sensible et de façon localisée. Sinon, diluez-la dans un peu d'huile végétale.

Pour apaiser, calmer, mettez quelques gouttes en onction sur le plexus solaire, la nuque ou derrière les oreilles. Faites un massage de la plante des pieds ou des poignets, ou simplement respirez profondément.

Précautions particulières :

L'huile de nard est déconseillée aux femmes enceintes ou allaitantes.

NÉROLI OU FLEUR D'ORANGER (Citrus aurantium ssp amara)

Nerveusement rééquilibrante, l'huile de néroli est réputée pour calmer les personnes anxieuses, stressées et qui ont du mal à trouver le sommeil.

Utilisation :

Olfaction :

Elle est efficace simplement en respirant le flacon ouvert.

Voie cutanée :

Recette en cas de stress et d'inquiétude.
*1 goutte d'HE de **néroli** ;*
*1 goutte d'HE de **camomille noble** ;*
*1 goutte d'HE de **marjolaine à coquille** ;*
*1 goutte d'HE d'**ylang-ylang**.*

Diluez dans 5 ml d'huile végétale.

Appliquez 3 à 4 fois par jour sur le plexus solaire ou la face interne des poignets.

Précautions particulières :

Ne pas s'exposer au soleil après application sur la peau, car elle est photosensibilisante.

Ne pas utiliser chez la femme enceinte ou allaitante.

Elle peut causer des réactions allergiques chez les personnes sensibles. Toujours faire un test cutané !

Ne pas utiliser sur une période prolongée.

ORANGE DOUCE (Citrus sinensis)

Son action calmante et sédative en fait une alliée de choc. Très efficace en cas d'anxiété, de nervosité et d'agitation.

Utilisation :

Diffusion :

Seule à diffuser ou en mélange avec d'autres huiles essentielles relaxantes comme la **lavande**, le **petitgrain bigarade** ou la **mandarine.**

Voie cutanée :

1 à 2 gouttes d'huile essentielle d'orange douce diluées, en application locale sur le plexus solaire, la face interne des poignets ou la voûte plantaire.

Bain aromatique.

Précautions d'emploi :

L'huile essentielle d'orange douce comme les autres agrumes est photosensibilisante ; il est recommandé de ne pas s'exposer au soleil après son utilisation ou son application. Elle peut également provoquer des irritations cutanées employée à l'état pur.

PATCHOULI (Pogostemon cablin)

Surtout conseillée contre les problèmes circulatoires veineux (jambes lourdes, varices,...) ainsi que pour ses propriétés cicatrisantes et anti-inflammatoires sur les peaux à problèmes, l'huile de patchouli aide également à lutter efficacement contre la nervosité, le stress, le surmenage, les tensions nerveuses et les troubles du sommeil.

Utilisation :
Olfaction et diffusion.

Son odeur particulière plaît ou déplaît. L'idéal est de jouer également sur des senteurs amorçant un état de bien-être favorisant la relaxation et la détente.

Voie cutanée :

Appliquez quelques gouttes diluées dans une huile végétale en massage le long de la colonne vertébrale, le plexus solaire, le creux des poignets ou la voûte plantaire.

Bain aromatique.
Précautions particulières :

L'huile essentielle de patchouli peut être utilisée chez la femme enceinte de plus de 5 mois et allaitante, ainsi que chez l'enfant de plus de 3 ans.

PETITGRAIN BIGARADE OU ORANGE AMER (Citrus aurantium ssp amara)

Nerveusement rééquilibrante et antispasmodique, cette essence d'agrume sera utilisée entre autres, en cas de spasmes, de crispations involontaires, de contractions musculaires, de spasmophilie, de ballonnements intestinaux d'origine nerveux...

Utilisation :
Olfaction et diffusion :

Respirez quelques gouttes sur un mouchoir.

Pour apaiser et calmer l'esprit et le corps, en diffusion, seule ou associée à d'autres huiles essentielles comme la **lavande**, le **pin**...

Le pin a également une action positive sur le stress, l'anxiété ou la déprime en plus de son action décongestionnante. (À éviter pour les personnes souffrant d'hypertension. Ne pas utiliser chez l'enfant de moins de 6 ans.)

Voie cutanée :
4 gouttes diluées à 30 ou 40 % dans une huile végétale d'amande douce ou autre, en onction localisée ou à masser brièvement sur les zones contractées, le plexus solaire, la nuque, le dos, ou au creux des poignets pour la respirer en même temps.

On pourra l'associer aux huiles essentielles de **lavande** et de **camomille**.

Pour soulager les angoisses nerveuses, appliquez sur les tempes (attention aux yeux !), la nuque, le plexus solaire, les poignets ou le milieu du ventre quelques gouttes du mélange suivant :
*1 goutte d'huiles essentielles de **petitgrain bigaradier** ;*
*1 goutte de **marjolaine à coquilles** ;*
*1 goutte d'**ylang-ylang** ;*
*1 goutte de **camomille noble** ;*
10 gouttes d'huile végétale.

Bain aromatique :
Utilisée seule ou en synergie avec d'autres huiles relaxantes.
Pour adulte :
*2 gouttes de **petitgrain bigaradier** ;*
*2 gouttes de **lavande** ;*
*2 gouttes de **mandarine** ;*
*1 goutte de **camomille** ;*
dispersant.
Avant le coucher, profitez d'un bain relaxant durant une vingtaine de minutes. Ne pas rincer.

PIN SYLVESTRE (Pinus sylvestris)

Si l'huile essentielle de pin sylvestre est tonifiante et dynamisante, elle n'en a pas moins un effet bénéfique contre le stress, l'angoisse, l'anxiété, la déprime latente, les idées ou les pensées persistantes, la nervosité et l'agitation intérieure.

Utilisation :

Olfaction et diffusion.

Voie cutanée :

Diluée dans une huile végétale, utilisez ce mélange en massage le long de la colonne vertébrale, le plexus solaire, la voûte plantaire, également en haut des reins et sur le bas du dos en cas de fatigue physique ou psychique.

Bain aromatique :

5 gouttes mélangées avec une base pour le bain.

Précautions particulières :

L'huile essentielle de pin sylvestre convient aux femmes enceintes de plus de 5 mois et aux enfants de plus de 6 ans. Elle est à éviter chez les personnes souffrant d'hypertension.

Le pin sylvestre peut occasionner une irritation cutanée ; il faut toujours l'utiliser diluée à 20 % dans une huile végétale et ne pas oublier de procéder à un test cutané avant toute utilisation.

VALÉRIANE (Valériana officinalis)

L'huile essentielle de valériane a sensiblement les mêmes indications que les extraits du totum de sa racine. Elle apaise, tranquillise et modère l'excitation motrice et respiratoire. On la conseille pour réduire les symptômes d'agitation excessive chez l'adulte, d'énervement et de colère.

Utilisation :

Olfaction et diffusion :

Respirez quelques gouttes sur un mouchoir ou au flacon, pour calmer, aussi souvent que nécessaire.

Voie cutanée :

Diluez 2 gouttes d'huile essentielle dans 6 gouttes d'une huile végétale. Appliquez ce mélange sur le plexus solaire, derrière les oreilles, sur la nuque, au creux des poignets.

Association possible avec toutes les huiles essentielles apaisantes ou antispasmodiques telles que **lavande**, **lavandin**, **ylang-ylang**, **marjolaine**, **camomille**, **petitgrain**, **agrumes**...

Si vous vous sentez très énervé, très agité, que vous avez du mal à vous contrôler, à calmer votre respiration, appliquez la préparation suivante sur la nuque et derrière les oreilles en massant doucement, ainsi que sur le plexus solaire en respirant profondément.

*3 gouttes d'huile essentielle de **valériane** ;*
*2 gouttes d'huile essentielle de **lavande vraie** ;*
6 gouttes d'huile végétale.

YLANG-YLANG (Cananga odorata)

Cette flagrance est très appréciée ; elle fait partie des huiles essentielles capables de modifier le comportement humain par simple olfaction.

Si elle est aphrodisiaque, elle n'en est pas moins antidépressive, relaxante nerveuse et sédative.

Utilisation :

Olfaction et diffusion :

Seule ou combinée avec d'autres huiles.

Recette « antistress » :
HE *petitgrain bigaradier* ;
HE *ylang-ylang* ;
HE *orange douce* ;
HE *lavande officinale.*
À parts égales.

À diffuser 1/2 heure matin et soir dans les pièces de la maison.

Voie cutanée :

Massez 3 gouttes d'HE d'ylang-ylang avec 3 gouttes d'huile végétale sur le plexus solaire, la face interne des poignets ou la voûte plantaire.

Précautions particulières :

Toujours diluer car dermocaustique.

À éviter en application cutanée chez les femmes enceintes (utérotonique) et allaitantes (coupe la lactation) ainsi que chez les enfants de moins de 6 ans. En olfaction, elle ne pose aucun problème.

Utilisé en excès, l'ylang-ylang peut provoquer nausées ou céphalées.

Les personnes sujettes à une tension basse doivent faire preuve de précaution.

17. FLEURS DE BACH

Edward Bach, un médecin homéopathe et bactériologiste, est le père des élixirs floraux appelés « Fleurs de Bach ». Persuadé que pour être physiquement en bonne santé, il fallait être en harmonie avec son âme, il a consacré sa vie à définir les émotions qui nous animent et à tenter de les rééquilibrer.

Les fleurs de Bach sont à 100 % naturelles et peuvent être utilisées avec succès aussi bien par les adultes que par les enfants. Elles sont tout à fait sûres et inoffensives. Certaines sont aujourd'hui fabriquées avec une dose infime d'alcool ce qui leur permet d'être adaptées pour les tout petits et les femmes enceintes, d'où leur intérêt thérapeutique. Il n'y a aucune contre-indication ni de risque d'overdose et elles ne créent aucune dépendance. Elles peuvent être utilisées en combinaison avec des médicaments ou traitements allopathiques, ainsi qu'avec l'homéopathie, sans en perturber l'action.

Les Fleurs de Bach sont-elles efficaces ?

Les études sur l'efficacité des Fleurs de Bach menées jusqu'à ce jour, n'ont pas encore permis de prouver scientifiquement leur efficacité réelle au-delà de l'effet placebo. L'absence de preuve n'est cependant pas une preuve de leur inefficacité. Des résultats probants ont été constatés non seulement sur les humains dont des bébés, mais aussi sur des animaux sur lesquels un effet placebo n'est pas concevable. Par ailleurs, les principes actifs présents dans les Fleurs de Bach sont plus élevés que dans certains médicaments homéopathiques dont on ne cherche plus à démontrer l'efficacité. Tester par soi-même est encore la meilleure des solutions. Et même si cette thérapie est purement placebo, l'essentiel n'est-il pas d'aller mieux ?

Comment les utiliser ?

Les élixirs s'administrent par voie orale, sous forme de gouttes.

Mettez deux gouttes de chaque remède dans un verre d'eau et prenez une gorgée au moins quatre fois par jour.

ou

Versez deux gouttes de chaque remède dans un flacon compte-gouttes de 30 ml et prenez quatre gouttes, au moins quatre fois par jour

Ils s'utilisent également en traitement externe, dilués dans l'eau du bain, en friction ou en massage, mélangés à une crème neutre.

Le choix des remèdes à utiliser est à reconsidérer après trois semaines environ, ou chaque fois que vous sentez que les choses ont changé.

Quelles fleurs de Bach pour lutter contre le stress ?

AIGREMOINE ou AGRIMONY N°1

Le jour, vous êtes sociable et toujours de bonne humeur, recherchant la compagnie, mais ce n'est qu'une façade. En fait, vous craignez de vous retrouver seul face à vous-même et à vos angoisses, ce qui se manifeste particulièrement au moment du coucher.

Le potentiel positif de l'aigremoine permet de se sentir en paix et de ne pas fuir ses problèmes pour y trouver un enrichissement.

CENTAURÉE ou CENTAURY N°4

Vous vous laissez déborder, car vous êtes incapable de dire NON ! Conclusion : un surcroît de travail ou d'obligations vous laissent en situation de stress permanent. Cette fleur vous aidera à vous affirmer et à faire respecter vos choix.

IMPATIENCE ou IMPATIENS N°18

Vous n'arrivez pas à vous détendre ? Vous vivez à un rythme effréné ? Vous êtes du genre colérique ? Il vous est impossible de décompresser ?

L'impatience est la fleur de la détente, celle qui vous fera vous sentir plus décontracté.

CHÊNE ou OAK N°22

Vous êtes hyperactif. L'immobilité vous rend dépressif. Vous vous démenez constamment sans jamais lâcher prise. Le chêne contribuera à votre détente, vous vous laisserez aller plus aisément.

MARRONNIER ROUGE ou RED CHESTNUT N°25

Vous vous faites constamment du souci pour vos proches ? Le moindre petit bobo qui les touche vous fait craindre le pire au point d'y songer jour et nuit ?

Le marronnier rouge vous permettra de prendre du recul et de retrouver confiance en vos proches. Il vous soulagera peu à peu de vos pensées angoissantes.

HÉLIANTHÈME ou ROCK ROSE N°26

L'hélianthème est la fleur des terreurs intenses. Elle rend assurance et sérénité. Elle peut avoir un effet apaisant durant les crises de panique.

MARRONNIER BLANC ou WHITE CHESTNUT N° 35

Vous n'avez de cesse de ruminer vos problèmes ? La nuit n'est pas propice au repos, mais est plutôt une bataille avec vos pensées négatives ? Le marronnier blanc est la fleur de la tranquillité d'esprit, apportant le repos mental.

Bon à savoir : Il existe des remèdes déjà composés de plusieurs fleurs reconnues pour leur action apaisante et relaxante, l'idéal étant toujours de constituer son remède personnalisé pour davantage d'efficacité.

En cas d'urgence ou de crise, si vous ne disposez pas de temps pour individualiser votre remède, il existe le « Rescue Remedy » qui est l'association de cinq remèdes différents : Rock Rose, Impatiens, Cherry Plum, Star of Bethlehem et Clematis. Cette « formule de crise » a été composée par le Dr Bach. Elle est conçue pour faire face à des problèmes inopinés et non pas pour aider sur le long terme.

Les Fleurs de Bach qui vous ont été proposées précédemment font partie des standards des remèdes aidant à faire diminuer le stress. Bien sûr, il en existe d'autres. Le stress est assurément très personnel, à vous ou à un conseiller spécialisé de déterminer quelle association de fleurs sera la plus bénéfique pour retrouver votre calme et votre sérénité.

À titre indicatif, voici la liste complète des Fleurs de Bach et leurs principales caractéristiques.

N°1 Aigremoine (Agrimony) :

Si vous dissimulez vos inquiétudes derrière un masque de jovialité et que dans les moments de solitude, les doutes et les craintes vous assaillent.

N°2 Tremble (Aspen) :

Pour vaincre les peurs et les angoisses d'origine inconnue.

N°3 Hêtre (Beech) :

Si vous vous savez intolérant et critique envers l'autre.

N°4 Centaurée (Centaury) :
Pour apprendre à dire non et faire respecter vos choix.

N°5 Plumbago (Cerato) :
Pour acquérir plus de confiance en vous afin de croire en vos choix et vos décisions.

N°6 Prunier myrobolan (Cherry plum) :
Si vous craignez de perdre le contrôle de vous-même.

N°7 Bourgeon de marronnier (Chestnut bud) :
Vous répétez constamment les mêmes erreurs sans en tirer les leçons qui en découlent.

N°8 Chicorée sauvage (Chicory) :
Si vous vous sentez trop possessif et exigez beaucoup en retour.

N°9 Clématite (Clematis) :
Vous vous projetez dans un avenir imaginaire et ne trouvez aucun intérêt pour le moment présent, ce qui vous empêche d'apprécier pleinement votre existence.

N°10 Pommier sauvage (Crab apple) :
Pour vous accepter malgré vos imperfections.

N°11 Orme champêtre (Elm) :
Si vous manquez temporairement de confiance face aux responsabilités pesantes.

N°12 Gentiane (Gentian) :
Pour éviter que vous ne vous découragiez si facilement en reculant devant le moindre obstacle.

N°13 Ajonc (Gorse) :
Si vous avez perdu tout espoir et foi en l'avenir.

N°14 Bruyère (Heather) :
Pour ne plus vous lamenter sur vos problèmes en prenant conscience de ceux des autres.

N°15 Houx (Holly) :
Pour dépasser les sentiments de colère, de méfiance, de jalousie et d'envie.

N°16 Chèvrefeuille (Honeysuckle) :
Pour apprécier le présent sans être constamment nostalgique du passé.

N°17 Charme commun (Hornbeam) :
Pour vous permettre de démarrer la journée avec entrain même après une nuit médiocre.

N°18 Impatience (Impatiens) :
Afin de faire preuve de plus de patience et affronter la frustration et l'irritabilité qui accompagnent souvent cet état.

N°19 Mélèze d'Europe (Larch) :
Si vous vous sentez moins compétent que les autres et êtes assuré que vous allez échouer.

N°20 Muscade (Mimulus) :
Pour vaincre vos peurs bien définies.

N° 21 Moutarde (Mustard) :
Pour davantage de joie et de sérénité intérieures si vous souffrez d'une tristesse permanente sans raison apparente.

N°22 Chêne pédonculé (Oak) :
Vous êtes fort et solide, vous battant avec détermination jusqu'à la limite de l'épuisement. Il faut apprendre à poser les armes et à vous reposer.

N° 23 Olivier (Olive) :
Pour retrouver votre énergie et vous ressourcer après l'effort, notamment en passant de bonnes nuits.

N°24 Pin sylvestre (Pin) :
Contre les sentiments excessifs de culpabilité.

N°25 Marronnier rouge (Red chestnut) :
Si vous être trop soucieux des autres au point de vous tracasser constamment.

N°26 Hélianthème (Rock rose) :
Pour mieux maîtriser votre mental et trouver le courage d'affronter vos peurs qui sont à la limite de la terreur.

N°27 Eau de roche (Rock water) :
Pour être moins rigide, faire preuve de souplesse et prendre plaisir.

N°28 Alène (Scléranthus) :

Afin de lutter contre la perpétuelle indécision et l'incapacité de faire un choix.

N°29 Étoile de Bethléem (Star of Bethlehem) :

Pour surmonter moralement les chocs émotionnels et les événements dramatiques.

N°30 Châtaignier commun (Sweet chestnut) :

Pour vaincre le désespoir en vous ouvrant à une nouvelle lumière.

N° 31 Verveine (Vervain) :

Dans le but de modérer votre énergie débordante et votre trop-plein d'enthousiasme afin de retrouver détente et apaisement.

N° 32 Vigne (Vine) :

Si vous vous sentez trop autoritaire et cherchez à imposer votre volonté à tout prix.

N° 33 Noyer commun (Walnut) :

Cette fleur vous aidera à passer les changements dans la vie, que ce soit au niveau travail, vie sociale ou privée, du corps…

N°34 Violette d'eau (Water violet) :

Vous êtes souvent seul, car avouons-le, vous êtes un peu trop imbu de votre personne, condescendant ou dédaigneux. Cette fleur est pour vous.

N° 35 Fleur de marronnier blanc (White chestnut) :

Pour vous libérer de ces pensées obsédantes et négatives qui vous gâchent l'existence.

N° 36 Folle avoine (Wild oat) :

En espérant des idées plus claires et faire preuve de plus de discernement.

N°37 Églantine (Wild rose) :

Pour retrouver le goût de vivre plus intensément avec passion.

N°38 Saule (Willow) :

Contre les sentiments d'impuissance et d'amertume.

18. GEMMOTHÉRAPIE

La gemmothérapie fait partie de la phytothérapie, au même titre que l'aromathérapie. Elle mérite son chapitre propre, notamment, car elle est particulièrement utile pour la femme enceinte ou allaitante dont la prise de médicaments et de plantes sous formes traditionnelles doit être réduite, voire parfois interdite.

Actuellement, cette « médecine des bourgeons » est de plus en plus recommandée par les thérapeutes soucieux d'apporter à leurs patients une thérapie douce avec très peu d'effets secondaires.

Tant la personne d'âge mûr que le bébé (sous réserve d'absence totale d'huile essentielle dans le produit) peut prendre des bourgeons ; il n'y a pas de contre-indication liée à l'âge contrairement à l'aromathérapie.

La femme enceinte et/ou allaitante s'abstiendra cependant de tout bourgeon à caractère hormonal (bourgeon de framboisier, d'airelle, de séquoia et de chêne). L'hypertendu quant à lui évitera le bourgeon de cassis.

Le macérât glycériné est élaboré à partir des bourgeons, des jeunes pousses, des racines les plus fines et d'autres tissus végétaux, broyés à l'état frais et mis à macérer dans un mélange d'eau, d'alcool et de glycérine.

Le végétal à son tout premier âge (embryon) est un concentré surpuissant, qui renferme toute son énergie. Les bourgeons et jeunes pousses présentent une richesse incomparable en vitamines, minéraux, oligo-éléments, enzymes et acides aminés. Ce condensé de principes actifs diminue tout au long du processus de la croissance de la plante.

Utilisation

La prise de macérât glycériné se fait généralement 1 à 3 fois par jour.

Débutez par 5 gouttes, augmentez progressivement si nécessaire jusqu'à 15 gouttes. Une fois un résultat obtenu, gardez le même nombre de gouttes pour le reste de la cure sans augmenter.

À titre indicatif, la quantité habituelle est de 15 gouttes, 5 pour la femme enceinte, et pour les enfants, la dose est d'une goutte par 10 kilos de poids corporel.

Toujours respecter les doses inscrites sur la notice du fabricant ! Elles peuvent varier suivant les marques.

Une cure de 3 semaines minimum est recommandée, renouvelée 3 fois avec une semaine d'arrêt entre chaque cure.

Bourgeons à utiliser contre le stress

FIGUIER

Arbre sacré dans l'Antiquité, le figuier combine une action équilibrante au niveau du système digestif, du système nerveux et psychique. Il s'avère particulièrement efficace dans les problèmes de stress et procure un repos nocturne naturel et sain.

Le bourgeon de figuier est un allié précieux tant pour les adultes que pour les enfants. Il est également utilisé pour réguler un excès d'émotivité, et est particulièrement conseillé en cas de manifestations liées au stress (crampes d'estomac, spasmes...).

TILLEUL

Le bourgeon de tilleul est réputé pour apaiser le stress et l'anxiété. Il est recommandé en cas d'angoisses et d'obsessions.

AUBÉPINE

L'anxiété et les angoisses en journée ou la nuit font partie de votre quotidien ? Par son action régulatrice sur le système nerveux, le bourgeon d'aubépine est parfaitement adapté à votre cas. Il est très indiqué pour les palpitations cardiaques liées aux angoisses.

POMMIER

Le bourgeon de pommier possède des propriétés relaxantes efficaces en cas de surmenage et de stress, ainsi qu'un pouvoir sédatif sur le système nerveux lors des sevrages (alcool, tabac,...).

Les bourgeons se trouvent sous forme unitaire, mais fréquemment en complexe pour la relaxation et la détente.

Certaines marques allient la gemmothérapie et l'aromathérapie pour une plus grande efficacité.

19. PHYTOTHÉRAPIE

Le terme phytothérapie provient de deux mots grecs « phuton » qui signifie plante et « therapeia » qui signifie traitement. C'est donc l'utilisation des plantes dans le traitement des maladies.

Après avoir été un peu délaissée, cette médecine douce fait de plus en plus d'adeptes. Elle était pourtant déjà utilisée par toutes les civilisations antiques. Reconnue depuis de nombreuses années, la phytothérapie est soumise à des normes internationales, européennes et françaises. Elle a fait des progrès importants grâce à de nombreux travaux scientifiques, cependant la recherche et le développement en phytothérapie sont fortement handicapés comparativement à l'industrie pharmaceutique. C'est en 1986 que la phytothérapie a été officiellement reconnue en France par le ministère de la Santé comme une médecine à part entière.

Les plantes possèdent l'énorme avantage d'agir en douceur. Généralement, les plantes médicinales d'usage courant ne provoquent que très peu, voire aucun effet indésirable, c'est un des principaux avantages. De plus, plusieurs d'entre elles ont des effets pratiquement immédiats sur le métabolisme. Cette thérapie tient compte de l'ensemble de l'organisme. Elle peut être facilement conseillée en cas de troubles liés au stress, à la nervosité et à l'anxiété.

Attention ! Comme pour l'aromathérapie qui est en fait une branche de la phytothérapie, les traitements ne sont pas sans risque !

La prise d'une préparation à base de plantes peut interagir avec des médicaments allopathiques entraînant des effets secondaires indésirables ; il faut donc toujours consulter un médecin.

Règles à respecter :

- Choisissez des plantes comportant un label de qualité (pureté et traçabilité).
- Respectez strictement la posologie et la durée du traitement.
- Demandez à votre médecin ou pharmacien s'il n'existe aucune interaction pharmacologique avec un éventuel traitement.
- Conservez les produits de phytothérapie dans leur emballage d'origine, à l'abri de la chaleur, dans un endroit sec et bien aéré.

Formes les plus courantes d'utilisation

L'infusion :

De l'eau bouillante est versée sur la plante qui va infuser pendant 5 à 10 minutes.

La décoction :

La plante est bouillie pendant 5 à 10 minutes, puis refroidie et filtrée.

Le but de l'infusion et de la décoction est de ramener l'équilibre à la personne qui a un problème de santé. Il y a donc un effet thérapeutique attendu, et cet effet dépend souvent de la quantité de plantes utilisées.

Quantités de référence :

Entre 20 g et 50 g de plante sèche pour un litre d'eau.
Entre 40 g et 100 g de plante fraîche pour un litre d'eau.
La quantité à choisir dépend de la plante et de votre sensibilité à celle-ci.

Teinture mère :

Elle résulte de la macération de la plante séchée dans de l'alcool éthylique à 40°, 60° ou 80°.

Elle s'utilise diluée dans l'eau.

Poudre totale :

Elle est produite par broyage de la plante séchée. La poudre obtenue est généralement conditionnée en gélules ou en comprimés.

Essences et huiles essentielles.

Jus de plantes fraîches.

Hydrolat ou eau florale

Suspension intégrale de plante fraîche :

Le potentiel thérapeutique de la plante fraîche est restitué grâce aux phases successives de cryogénie, cryobroyage et ultra pression moléculaire.

Qu'il s'agisse de comprimés, gélules, poudres, suspension intégrale, teinture mère…, toujours respecter scrupuleusement la posologie du fabricant !

Plantes reconnues pour leur efficacité dans la lutte contre les troubles liés au stress

PASSIFLORE

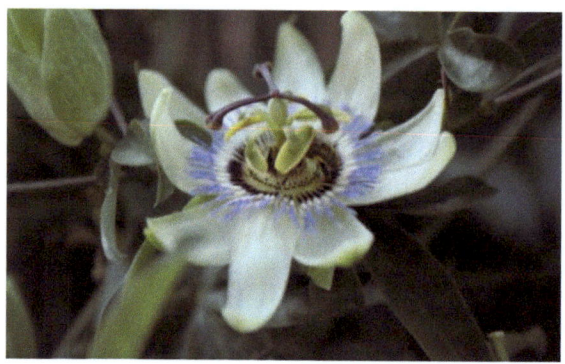

Les feuilles et les fleurs de cette plante sont très prisées pour lutter contre l'anxiété et le stress accompagnés de spasmes nerveux, de palpitations et de crampes. La passiflore est un excellent relaxant naturel. Elle est tout spécialement recommandée pour les stressés, les hyperactifs et pendant les périodes d'examens.

Elle s'utilise en cure de 2 à 3 semaines.

En infusion :

La passiflore se prépare en infusion (20 à 40 grammes par litre). Boire 2 tasses par jour, dont une avant de se coucher.

Précautions d'emploi :

Altération possible de la conduite de véhicule.

À fortes doses : troubles du rythme cardiaque, migraines, vomissements et troubles visuels.

Elle est contre-indiquée chez la femme enceinte ou allaitante, interdite pour les enfants de moins de 6 ans.

VALÉRIANE

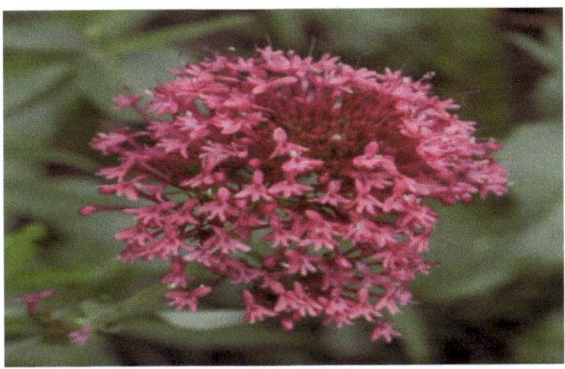

Les médecins de l'Antiquité grecque prescrivaient déjà la valériane pour lutter contre les palpitations et l'insomnie.

La valériane entre dans la composition de nombreux sédatifs. Elle calme l'agitation nerveuse et les spasmes.

Chez certaines personnes, elle peut provoquer une excitation désagréable.

On la trouve sous forme de teinture mère ou d'infusion, mais les gélules ou comprimés sont souvent préférés à cause de son odeur et de son goût particulièrement désagréables.

À utiliser en cure de 1 ou 2 semaines.

Infusion :

Faites infuser 1 cuillère à soupe de rhizome dans 150ml d'eau bouillante pendant 5 à 10 minutes ou vous pouvez préparer la racine de valériane en macération (40 grammes par litre) durant 10 heures.

Boire 3 tasses par jour après les repas.

Précautions d'emploi :

Les effets indésirables sont rares et bénins ; maux de tête et troubles gastro-intestinaux sont toutefois possibles.

Elle est fortement déconseillée chez la femme enceinte ou allaitante, et contre-indiquée chez l'enfant de moins de 3 ans.

En raison de son effet sédatif, il est préférable d'éviter de conduire un véhicule après la prise de valériane.

Il ne faut pas trop prolonger les cures et les interrompre régulièrement.

AUBÉPINE

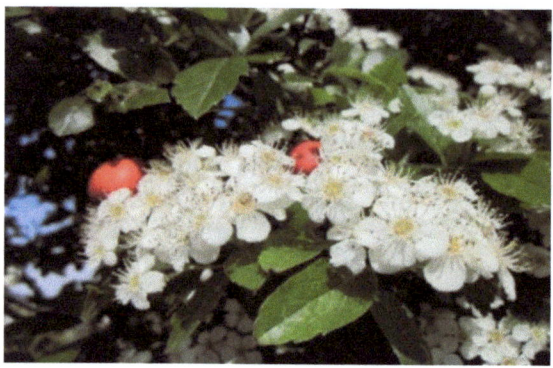

Ce sont les fleurs et les feuilles qui sont utilisées pour leur action légèrement sédative. L'aubépine calme les contractions anormales du cœur sain des personnes émotives ou angoissées, ou qui abusent des stimulants cardiaques tels que le thé ou le café.

À la posologie prescrite habituellement, l'aubépine n'est pas du tout toxique et le traitement doit durer plusieurs semaines pour être efficace.

En tisane :

Les fleurs et les feuilles de l'aubépine se préparent en infusion d'une cuillère à café par tasse durant 8 minutes.

Boire une tasse après chaque repas.

Précautions d'emploi :

Effets indésirables mineurs : maux de tête, vertiges et troubles digestifs.

Déconseillée en cas de traitement par antihypertenseurs, glucosides cardiotoniques et dérivés nitrés.

Contre-indiquée en cas de grossesse, d'allaitement ou d'allergie aux plantes de la famille des Rosacées.

CAMOMILLE ALLEMANDE

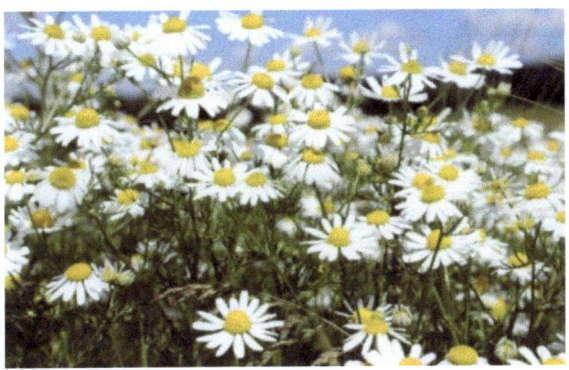

La camomille est un classique de la phytothérapie. Elle facilite la digestion, soulage diverses douleurs et des troubles d'origine spasmodique. Ses propriétés apaisantes aident à lutter contre les dépressions nerveuses légères et l'anxiété.

En infusion :

En sachet ou 1 cuillère à soupe de fleurs séchées de camomille par tasse. Vous pouvez aussi utiliser des fleurs fraîches, comptez environ 2 cuillères à soupe de fleurs de camomille fraîchement cueillies.

Il est conseillé d'utiliser les fleurs de camomille fraîchement cueillies dans les 24 heures. (Vous pouvez les conserver plusieurs jours au congélateur dans un sac plastique.)

Boire deux à quatre tasses par jour, après les repas de préférence ou avant le coucher.

Précautions d'emploi :

À éviter en cas d'allergie aux Astéracées.

Il existe de possibles interactions avec d'autres plantes ou traitements. Les personnes sous anticoagulants doivent consulter leur médecin à ce sujet.

ESCHSCHOLTZIA (PAVOT DE CALIFORNIE)

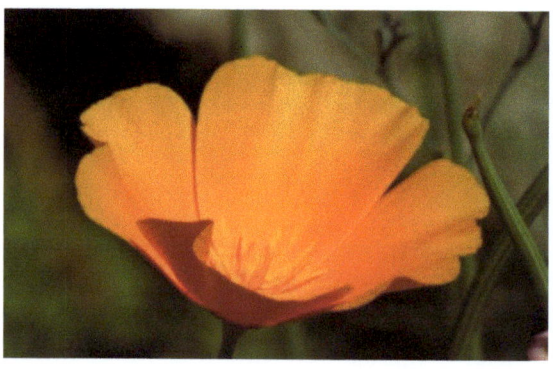

Aussi appelée Pavot de Californie, cette papavéracée est une plante voisine du coquelicot. L'eschscholtzia possède une action neurosédative naturelle et permet donc de diminuer les manifestations légères de l'anxiété. Elle est par ailleurs également antispasmodique et analgésique. L'extrait d'eschscholtzia est traditionnellement utilisé pour réduire la nervosité, notamment en cas de troubles du sommeil des adultes et des enfants. Cette plante n'engendre aucune accoutumance.

Des cures de 2 à 3 semaines sont recommandées.

En tisane :

Le pavot de Californie se prépare en infusion de 20 grammes par litre.

Laissez infuser durant 15 minutes

Boire une tasse après chaque repas.

Précautions d'emploi :

La consommation de cette plante aux doses recommandées n'entraîne pas d'effet secondaire désagréable. Elle est cependant contre-indiquée chez la femme enceinte ou allaitante.

On peut l'utiliser chez les enfants de plus de 6 ans, mais en diminuant les doses.

HOUBLON

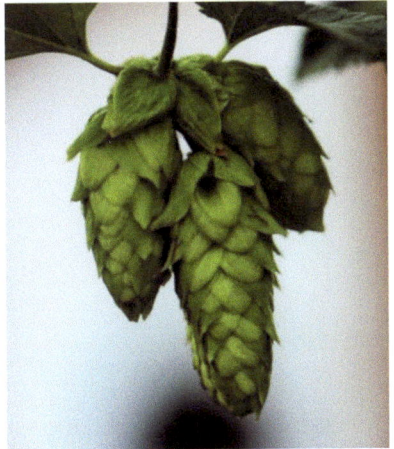

Le houblon est un tranquillisant mineur, il a une action relaxante. On peut en donner aux enfants nerveux. Il est notamment utilisé contre l'anxiété.

Les herboristes du Moyen Âge prescrivaient déjà le houblon contre l'insomnie et la mélancolie, des cônes de cette plante étaient placés dans les oreillers des enfants agités.

En infusion :

Pour 30 g de cônes femelles, 1 litre d'eau et 10 à 15 minutes d'infusion.

Boire une tasse 3 fois par jour avant (apéritif) ou après les repas, ou le soir avant de se coucher. (Son goût est amer.)

Précautions d'emploi :

Contre-indiqué en cas de grossesse, allaitement, état dépressif, antécédent de cancer hormono-dépendant.

MÉLISSE

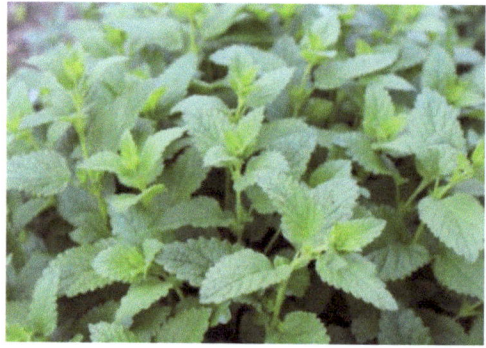

La mélisse possède des propriétés calmantes et une action apaisante reconnues. Elle aide à lutter contre l'anxiété et l'irritabilité. Elle est relaxante, antistress et s'avère très utile pour calmer les personnes en proie à la crise de nerfs, à l'excitation, à l'agitation excessive, aux vertiges d'origine nerveuse et aux problèmes de spasmes digestifs. Elle a également une action modératrice du cœur. Dans l'Antiquité, les médecins arabes la prescrivaient pour « rendre le cœur joyeux ».

Ses feuilles rappellent celles de la menthe, mais elles exhalent un parfum citronné, d'où parfois son appellation erronée de citronnelle.

On peut trouver la mélisse en pharmacie ou en herboristerie, mais également dans votre jardin. Choisissez un emplacement ensoleillé, à l'abri du vent, assez grand pour qu'elle puisse se propager. Récoltez de préférence les feuilles avant la floraison.

L'idéal est d'effectuer des cures de 2 à 3 semaines.

La meilleure association possible avec la mélisse est sans aucun doute avec la valériane. Très complémentaires, ces deux plantes associées sont d'une efficacité redoutable dans la lutte contre les insomnies, le stress et l'anxiété. La mélisse est aussi parfois mariée à d'autres plantes telles que la passiflore, la badiane et la camomille.

En infusion

La mélisse se prépare en infusion de ses feuilles dans de l'eau bouillante durant une dizaine de minutes. Pour une tasse, soit 200 ml, la quantité est de 5 g de feuilles séchées ou 10 g de feuilles fraîches.

Boire 3 tasses par jour après les repas.

En hydrolat

En usage externe :

Pour apaiser et tranquilliser, vaporisez-le sur la nuque et les poignets, massez légèrement.

En usage interne :

Dans toutes les circonstances où l'apaisement est recherché rapidement (crise de nerfs, crise de panique, forte anxiété, nervosité extrême...), prendre 1 à 2 cuillères à soupe d'eau florale pure ou légèrement diluée. Renouvelez si nécessaire tous les quarts d'heure, puis diluez 2 à 3 cuillères dans un demi-litre d'eau et buvez doucement tout au long de la journée.

On peut également l'utiliser en prévention de périodes stressantes. Avalez une cuillère à soupe d'hydrolat pur le matin et le soir ou dilué dans un demi-litre d'eau à boire dans la journée.

Précautions d'emploi :

Il est toujours préférable de demander l'avis d'un spécialiste avant d'entamer un traitement avec de la mélisse.

Elle est déconseillée pendant la grossesse et l'allaitement ainsi que chez l'enfant de moins de 6 ans excepté pour l'hydrolat.

TILLEUL

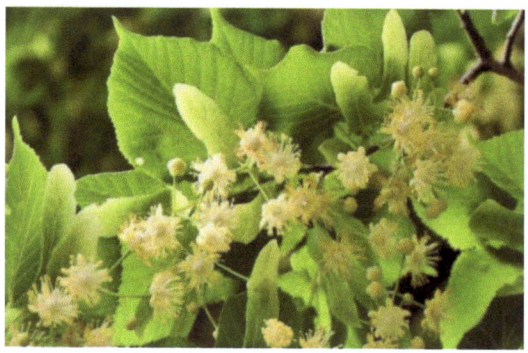

Le tilleul est utilisé dans les troubles du sommeil liés à un stress ou une anxiété importante (y compris chez l'enfant), ainsi qu'en cas de problèmes gastro-intestinaux associés (spasmes, digestion difficile…).

Cures de 2 à 3 semaines recommandées.

En infusion :

Faites infuser 3 à 5 fleurs ou une cuillère à café de plante.

Hydrolat :

Mélangez 1 cuillère à soupe dans 1 litre d'eau, à boire tout au long de la journée en cure de 40 jours lors des changements de saisons.

En tisane : 1 cuillère à café dans une tasse d'eau tiède ou chaude.

Bain aromatique

1 litre d'infusion de 100g de fleurs de tilleul préalablement filtrée et mélangée à ajouter à l'eau du bain

Précautions d'emploi :

Pour les femmes enceintes, il est toujours préférable de solliciter les conseils d'un médecin avant d'entamer une médication à base de tilleul.

VERVEINE OFFICINALE

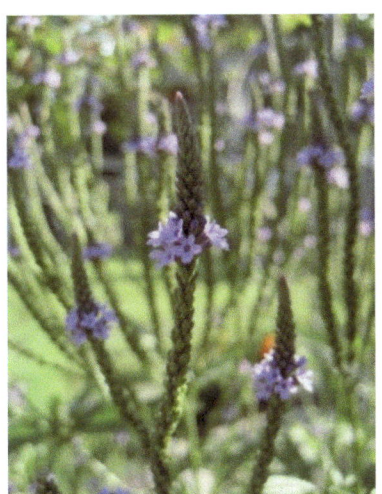

La verveine est préconisée contre le stress et l'anxiété ainsi que les troubles gastro-intestinaux qui y sont liés.

En infusion :

Une cuillère à soupe de verveine sèche pour 250 ml d'eau à laisser infuser durant 4 minutes.

Boire de 2 à 3 tasses par jour.

En bain aromatique :

1 litre d'infusion de 300g de verveine préalablement filtrée et mélangée à l'eau du bain.

Précautions d'emploi :

Il convient d'utiliser la plante avec prudence si vous présentez une insuffisance hépatique, suivez des traitements anticoagulants, avez des problèmes de tension ou d'anémie, des troubles gastro-intestinaux ou neurologiques.

Elle est contre-indiquée en cas de grossesse (stimulation de l'utérus) et d'allaitement, ainsi que chez l'enfant de moins de 6 ans.

20. DIVERS

Animal de compagnie

Il est scientifiquement prouvé que passer du temps avec un animal de compagnie après avoir vécu une situation oppressante permet de diminuer le niveau de l'hormone du stress et d'augmenter celle du bonheur. Grâce à son action apaisante, votre pression sanguine diminuera, alors qu'une tension élevée et une hausse du rythme cardiaque font partie des effets secondaires du stress. De plus, il vous permettra de relativiser. Une petite promenade avec son chien, une partie de jeux avec son chat, les voir évoluer insouciants, appréciant les petites choses de la vie, aide à prendre du recul et à donner moins d'importance à ses soucis.

Ce phénomène n'a rien d'étonnant. Les bienfaits de la présence d'un compagnon à quatre pattes permet tout simplement de diminuer le sentiment de solitude. N'est-il pas un confident merveilleux, qui écoute sans juger ? Un animal sent lorsque son maître est triste, vient le réconforter à sa manière et réclamer des caresses.

Quel est l'animal le mieux adapté ? Chien ? Chat ? Poissons ? Oiseaux ?

Peu importe, à condition qu'il ne vienne pas ajouter une nouvelle cause de stress !

Les bienfaits varient suivant le type d'animal adopté.

Contempler un aquarium a un effet anxiolytique. Il stimule plusieurs sens, ce qui permet d'aider à la concentration et à produire un effet apaisant.

Promener chaque jour votre chien qui est sans nul doute d'une excellente compagnie, vous poussera à faire de l'exercice physique et à vous aérer, ce qui est bon pour le moral et la santé.

Des études ont prouvé que le ronronnement du chat enclenchait chez l'homme la production de l'hormone du bonheur. Les propriétaires de chats sont souvent moins stressés que s'ils n'en avaient pas.

Le chant mélodieux du canari apporte une note de gaieté dans la maison et vous donne envie à votre tour de chanter.

Le choix de l'animal dépend de votre tempérament, de vos besoins et de votre disponibilité.

Attention, adopter un animal est un engagement envers un être vivant, un investissement parfois important également ; ce n'est pas une décision à prendre à la légère.

Lampe de sel de l'Himalaya

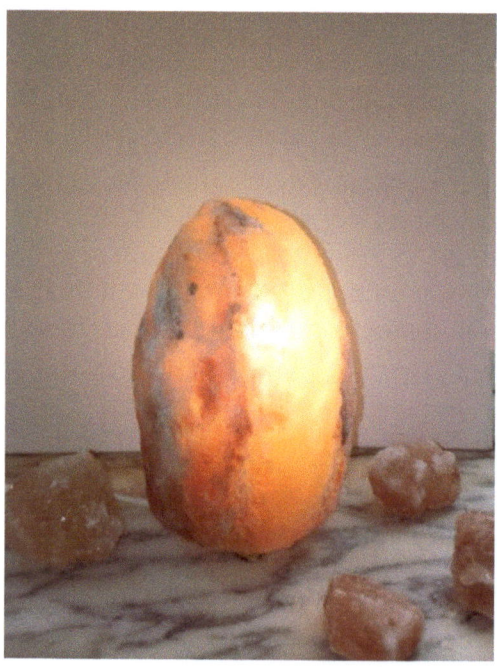

On voit de plus en plus de ces lampes fleurir dans les rayons des boutiques bio ou de bien-être, mais il n'existe que peu d'études scientifiques concernant leur effet réel sur la santé. Néanmoins, de nombreux utilisateurs déclarent ressentir un véritable bienfait sur leur état de stress.

Sous l'effet de la chaleur, les cristaux de sel ont un effet assainissant en neutralisant les ions néfastes présents dans l'atmosphère en raison de la pollution électromagnétique (produite par les ordinateurs, télévisions, tablettes, téléphones portables….).

Si la couleur orange n'est pas à proprement parler antistress, la lumière produite, tamisée et indirecte, a un effet relaxant quasi-immédiat sur la majorité des personnes, notamment car c'est le même type de luminosité rose ou orangée que nous percevons dans le ventre de notre mère, chaleureuse et rassurante. Elle conviendra très bien pour vos séances de relaxation.

Électrique ou photophore, leur efficacité semble accrue en les laissant constamment allumées, attention toutefois à utiliser une ampoule basse consommation et évitez la surchauffe !

Sexe

Même si on n'en connaît pas avec certitude les raisons, des études ont montré que faire l'amour était un excellent antistress. Cela pourrait être dû à la stimulation de différents nerfs ou à la libération de certaines hormones, ou encore à l'effort et à la tension que l'acte induit avant de procurer détente et relaxation. C'est par ailleurs également une certaine forme d'activité physique.

Faites l'amour, pas la guerre !

Rire

Non seulement le rire est bénéfique d'un point de vue psychologique, mais il l'est également pour votre cœur.

Des expériences ont démontré que les personnes qui sourient ont un degré de stress moins élevé que celles qui gardent une expression neutre sur leur visage. De plus, celles qui sourient sincèrement ont une fréquence cardiaque plus basse que celles qui font semblant. Un rire timide ou une partie de franche rigolade ont le pouvoir de ralentir le rythme cardiaque et de détendre votre corps aussi efficacement qu'une séance de sport.

Le rire entraîne la production de substances relaxantes, la fameuse hormone du bien-être, d'où cette sensation de détente très agréable.

Art-thérapie

La pratique artistique a un effet libérateur, se concentrer sur une tâche précise avec l'obtention d'un résultat valorisé par l'entourage a un effet thérapeutique.

Les livres de coloriage pour adulte rencontrent de nos jours beaucoup de succès. Si ce passe-temps peut sembler très enfantin, il est très apprécié, car c'est un excellent moyen de se détendre, de mettre ses soucis de côté, de s'évader en retournant d'une certaine façon en enfance, là où l'on se sentait tellement bien.

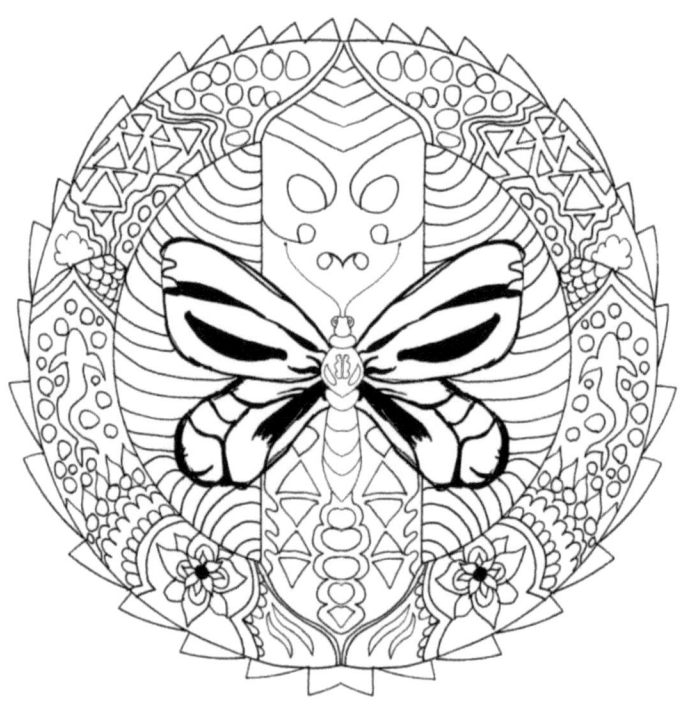

Sources

Bibliographie

L. Albert, *Les remèdes naturels*, Éd. De Vecchi, 2007

S. Alexander, A. Schneider, *La petite encyclopédie des points de guérison*, Éd. France Loisirs, 2015

N. Aubert, *Le culte de l'urgence : La société malade du temps*, Éd. Flammarion, 2009

S. Ball, *Le guide des Fleurs de Bach*, Éd. Larousse, 2014

C. Caney, *Votre maison FENG SHUI*, Éd. Trajectoire, 2004

Dr J-C Charrié, M-L De Clermont-Tonnerre, *Ma santé au naturel toute l'année*, Éd. France Loisirs, 2013

P. Ferris, *Les meilleurs alicaments naturels*, Éd. Hachette Livre, 2013

D. Festy, *Guide familial des compléments alimentaires Minéraux, oméga 3, probiotiques...*, Éd. France Loisirs, 2014

D. Festy, *Ma bible des huiles essentielles*, Éd. Leduc.S, 2008

U. Künkele, T.R. Lohmeyer, *Plantes médicinales*, Éd. Parragon, 2007

Dr D. Lamboley, *Réflexologie pour tous*, Éd Hachette Livre, Paris, 2011

A. Lefief, J. Vercoutere, E. Baunard, C. Willfrand, S. de Sousa, *Le traité des remèdes naturels*, Éd. ESI, 2013

L. Lhommedet, D. Ehrmann-Archambaud, *Sophrologie & alimentation*, Éd. Anagramme, 2010

B. Raquin, *Les bienfaits de l'humour et du rire*, Éd. Dangle, 2008

J-L Servan-Schreiber, *Le nouvel art du temps : Contre le stress*, Albin Michel, 2000

Dr J. Valnet, *La phytothérapie : Se soigner par les plantes*, Le livre de Poche, 1986

K. Vyas, *Le bien-être par l'ayurvéda*, Éd. Hachette Livre, 2010

D. Whichello Brown, *Le guide de l'aromathérapie*, Éd. Larousse, 2014

Sites internet

http://www.passeportsante.net/
http://www.doctissimo.fr/
https://yoga.ooreka.fr/
http://www.psychologies.com/
https://www.pierres-lithotherapie.com/
http://onaturellenaturopathie.blogspot.be/

Table des matières

Avertissement 9
Introduction.. 11
Qu'est-ce que le stress ?.. 13
Causes, manifestations et phases du stress 15
    LES CAUSES... 15
    LES MANIFESTATIONS DU STRESS 16
    LES DIFFÉRENTES PHASES DU STRESS 17
Effets sur la santé 18
Quand et qui consulter ?.. 19
Identifier la source de son stress 21
Techniques et remèdes naturels contre le stress 23
    1. EXPRIMER SON STRESS 23
    2. ATTITUDE 29
    3. GÉRER SON TEMPS 31
    4. DÉCOMPRESSER 33
    5. HYGIÈNE DE VIE 35
    6. ALIMENTATION 37
    7. RESPIRATION.. 41
        La respiration abdominale 42
        Amplifiez votre respiration 44
    8. RELAXATION 45
        Le relâchement musculaire. 45
        La visualisation créative 46
        Relaxation rapide : Exercice de la douche 47

Relaxation totale 47
Spécial enfants : « La chaise berçante » 50
9. YOGA 51
Postures 51
10. MÉDITATION 57
Technique 57
11. DIGITOPRESSION 59
12. DO-IN 63
Traitements par le Do-in 63
13. RÉFLEXOLOGIE 65
Préparation au massage du pied 66
Le massage 67
14. CHROMOTHÉRAPIE 71
15. LITHOTHÉRAPIE 73
Cristaux antistress 74
16. AROMATHÉRAPIE 79
Règles à respecter impérativement 79
Modes d'utilisation des huiles essentielles 81
Quelques huiles essentielles particulièrement efficaces 84
17. FLEURS DE BACH 103
Les Fleurs de Bach sont-elles efficaces ? 103
Comment les utiliser ? 104
Quelles fleurs de Bach pour lutter contre le stress ? ...104
18. GEMMOTHÉRAPIE 113
Utilisation 114
Bourgeons à utiliser contre le stress 114
19. PHYTOTHÉRAPIE 117

Règles à respecter :	118
Formes les plus courantes d'utilisation	118
Plantes reconnues pour leur efficacité dans la lutte contre les troubles liés au stress	120

20. DIVERS 131
    Animal de compagnie 131
    Lampe de sel de l'Himalaya 132
    Sexe 133
    Rire 133
    Art-thérapie 134

Sources 135
    Bibliographie 135
    Sites internet 136

Table des matières 137

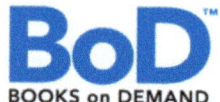